Willy Herbold ■ Ulrich Sachsse

Das so genannte Innere Kind

Willy Herbold ■ Ulrich Sachsse

Das so genannte Innere Kind

Vom Inneren Kind zum Selbst

Mit Beiträgen von

Ralf Bolle
Anja-Maria Reichel
Christine Unckel
Katja W.

Schattauer Stuttgart New York

Dr. med. Willy Herbold
Niedersächsisches Landeskrankenhaus Göttingen
Fachklinik für Psychiatrie und Psychotherapie
Rosdorfer Weg 70
37081 Göttingen
Willy.Herbold@nlkh-goettingen.niedersachsen.de

Prof. Dr. med. Ulrich Sachsse
Niedersächsisches Landeskrankenhaus Göttingen
Fachklinik für Psychiatrie und Psychotherapie
Rosdorfer Weg 70
37081 Göttingen
Ulrich.Sachsse@nlkh-goettingen.niedersachsen.de

Bibliografische Information der Deutschen Nationalbibliothek:
Die Deutsche Nationalbibliothek verzeichnet diese Publikation in der Deutschen Nationalbibliografie; detaillierte bibliografische Daten sind im Internet über http://dnb.d-nb.de abrufbar.

E-Mail: info@schattauer.de
Internet: http://www.schattauer.de
Printed in Germany

Lektorat: Volker Drüke, Münster
Umschlagabbildung: Miriam Sachsse, Göttingen
Satz: typocepta, Köln
Druck und Einband: druckhaus köthen GmbH, Köthen

ISBN 978-3-7945-2588-1

Die Autoren

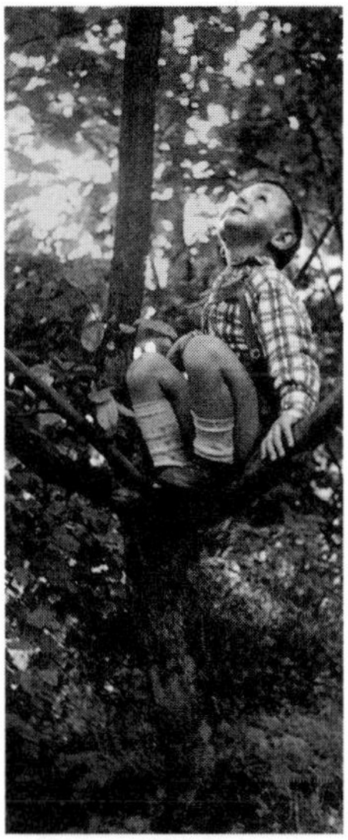

Dr. med. Willy Herbold
Geboren 1957; Studium der Medizin in Göttingen; psychotherapeutische Ausbildungen am Lou Andreas-Salomé Institut für Psychoanalyse und Psychotherapie Göttingen und am Moreno Institut für Psychodrama Überlingen; Weiterbildung zum Arzt für Psychiatrie und Psychotherapie und Arzt für Psychosomatische Medizin an der Abteilung Psychosomatische Medizin der Universität Göttingen und am NLKH Göttingen; dort seit 1993 Oberarzt im Psychotherapie-Bereich; verheiratet, ein inneres und ein äußeres Kind.

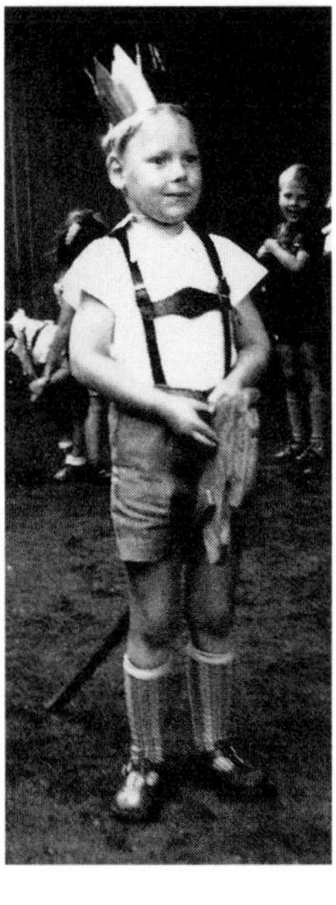

Prof. Dr. med. Ulrich Sachsse
Geboren 1949; Studium der Medizin in Göttingen; ärztliche Weiterbildung an der Fachklinik Tiefenbrunn bei Göttingen und am NLKH Göttingen; Facharzt für Psychiatrie und Psychotherapie und Facharzt für Psychosomatische Medizin; Ärztlicher Leiter der Allgemeinpsychiatrie III (Psychotherapie und Tagesklinik) des NLKH Göttingen; für seine Verdienste auf dem Gebiet der Psychotraumatologie 2004 mit dem Preis der Dr. Margrit Egner-Stiftung ausgezeichnet; 2006 erhielt er den Hamburger Preis Persönlichkeitsstörungen; verheiratet, ein inneres und zwei äußere Kinder.

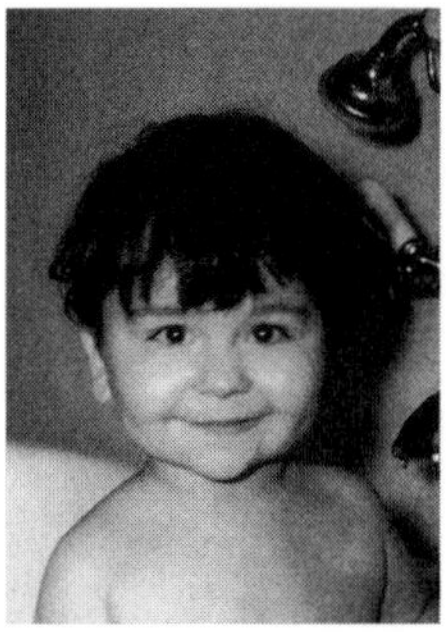

Prof. Dr. med. Ralf H. Bolle

Geboren 1955; Studium der Medizin in Göttingen; Facharzt für Psychotherapeutische Medizin, Psychiatrie und Psychotherapie; Psychoanalytiker (C.G. Jung) in eigener Praxis in Esslingen; Dozent und Lehranalytiker am C.G.-Jung-Institut in Stuttgart und verantwortlich für den Bereich »Psychotherapeutische Medizin« an der Fachhochschule für Kunsttherapie in Nürtingen; Lehrtherapeut der Arbeitsgemeinschaft für Katathymes Bilderleben und imaginative Verfahren in der Psychotherapie (AGKB); verheiratet, ein inneres und zwei äußere Kinder.

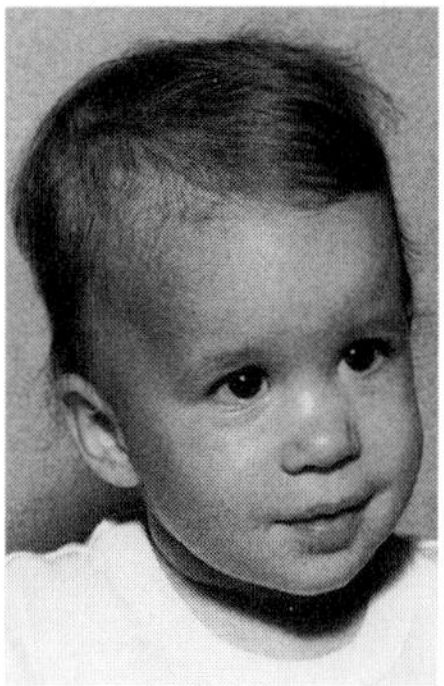

Anja-Maria Reichel

Geboren 1979; Krankenschwester am NLKH Göttingen (Fachklinik für Psychiatrie); zunächst Einsatz auf einer Fachstation für Alkoholentgiftung; 2002 Weiterbildung an der Werner-Schule des Deutschen Roten Kreuzes zur Fachkraft für Leitungsaufgaben in der Pflege; zeitgleich Übernahme der Pflegerischen Leitung der Station »Traumazentrierte Psychotherapie für Frauen« im NLKH Göttingen; 2006 Weiterbildung zur Traumazentrierten Fachbegleitung und -betreuung; Leitung von Fortbildungsseminaren für Pflege- und Hilfspersonal im Bereich traumaorientierter Pflege und Betreuung an Kliniken oder in Notrufstellen.

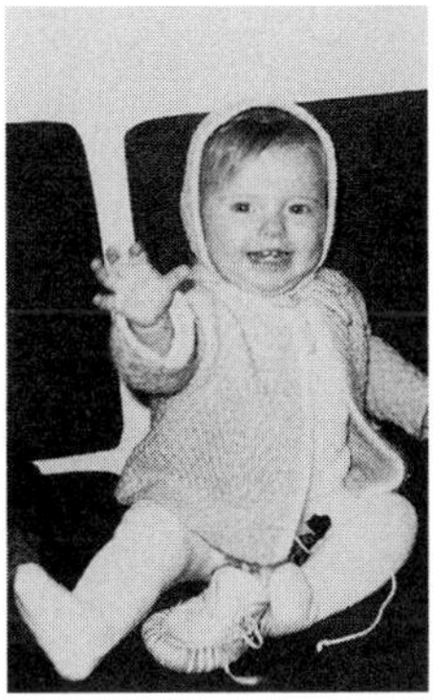

Christine Unckel
Geboren 1968; Psychologische Psychotherapeutin; Studium der Psychologie in Tübingen; 1996 bis 1999 persönliche Assistentin von Pfarrer Jürgen Fliege; 1998 bis 2002 Diplom-Psychologin im Borderline-Projekt der Psychiatrischen Universitätsklinik Freiburg unter Professor Martin Bohus; seit 2006 an der Michael-Balint-Klinik in Königsfeld, Schwerpunkt: Trauma und Borderline; Weiterbildungen in Dialektisch-behavioraler Therapie (DBT), Hypnotherapie nach Milton Erickson, Traumatherapie nach Reddemann und Sachsse und EMDR.

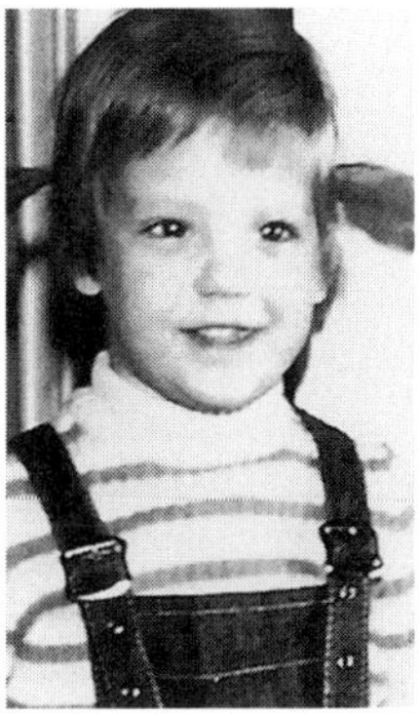

Katja W.
Ehemalige Patientin

Inhalt

Einleitung 1
Willy Herbold und Ulrich Sachsse

1 Das Konzept »Inneres Kind« und die Analytische Psychologie nach C. G. Jung 7
Ralf H. Bolle

1.1 Wege zum Inneren Kind 7

1.2 Zu den jungianischen Ahnen des Inneren Kindes 10
C. G. Jungs Leben 11
... und die innere Welt der Symbole 13
Personen und Landschaften der Psyche: die Komplexe 15
Handlungsraum der Psyche: die Aktive Imagination 16
Entwicklungslinien der Inneren Kindheit innerhalb der Theorie der Analytischen Psychologie 17
Integrationen 23

1.3 Inneres Kind ... und jetzt? 27
Zum besonderen Erfahrungsraum des Inneren Kindes 29
Dem Inneren Kind begegnen ... Dissoziierte Zugänge 30
Das Innere Kind sein ... Assoziierte Zugänge 37
Das Innere Kind teilnehmend begleiten ... Integrative Zugänge 43

1.4 Wege in die Adoleszenz und das Erwachsensein des Inneren Kindes 47

2 Das Konzept »Inneres Kind« und die Dialektisch-behaviorale Therapie (DBT) nach Marsha Linehan 51

2.1 Dialektisch-behaviorale Therapie (DBT) und Skills-Training für Innere Kinder 51
Christine Unckel

Pathogenese der Borderline-Persönlichkeitsstörung 52
DBT-Grundannahmen 53
Behandlungsstruktur 54

Skills-Training ... 57
Eine Skills-Gruppe für Erwachsene mit Inneren Kindern ... 61

2.2 Vier Unterrichtseinheiten für Erwachsene mit Inneren Problemkindern ... 65
Ulrich Sachsse

Unterrichtseinheit I ... 65
Unterrichtseinheit II ... 71
Unterrichtseinheit III ... 79
Unterrichtseinheit IV ... 85

2.3 Innere Kinder auf der Station – die Arbeit mit dem Inneren Kind in der psychiatrisch-psychotherapeutischen Krankenpflege ... 91
Anja-Maria Reichel

Ohne ein stabiles erwachsenes Ich kann Innere-Kind-Arbeit nicht gelingen ... 91
Wie sieht diese Arbeit im konkreten Fall aus? ... 91

3 Das Konzept »Inneres Kind« und die psychoanalytische Selbstpsychologie nach Heinz Kohut ... 107
Willy Herbold

3.1 Spaghetti sind gesund – über einige Fortschritte durch Regression ... 107

3.2 Patienten-Unterricht zur Selbst-Stärkung ... 119
Unterrichtseinheit I ... 119
Unterrichtseinheit II ... 125
Unterrichtseinheit III ... 129

4 Der Dämon der Angst ... 135
Katja W.

Sachverzeichnis ... 141

Einleitung

Willy Herbold und Ulrich Sachsse

Das Innere Kind hat Konjunktur. Es bevölkert die psychiatrisch-psychotherapeutischen Praxen, die Spalten der Fachpresse und das Internet.

Als wir begannen, uns mit diesem Buchprojekt zu beschäftigen, haben wir uns gefragt, ob wir mit dem Begriff »Inneres Kind« affirmativ arbeiten oder uns lieber von ihm verabschieden sollten. Wohlgemerkt: vom Begriff, nicht von dem, was darin konzeptualisiert worden war. Unsere Erfahrungen in der Klinik waren nämlich zwiespältig gewesen: Ein Teil unserer Patienten fand den Begriff hilfreich, ein anderer Teil schien durch ihn derart irritiert, dass große Widerstände den Zugang zu den damit verbundenen Möglichkeiten der Selbstfürsorge erschwerten.[1]

Wir entschieden uns dafür, den Begriff »Inneres Kind« für dieses Buch weiter zu verwenden, allerdings als etwas »Sogenanntes« – eine Bezeichnung für etwas, das man auch anders nennen könnte und das tatsächlich in der Vergangenheit auch anders genannt wurde. Wovon wir uns verabschiedet haben, ist das »Innere Kind« als ein Konzept, das – wenn die Welthandelsorganisation schon so weit wäre – gute Chancen hätte, als urheberrechtlich geschützte Marke aufzutreten. Ein Konzept, das – wie alles, was hilft – einen sehr guten Kern hat, der jedoch von vielem Drumherum derart verdeckt ist, dass diejenigen, die davon profitieren könnten, zuerst jede Menge modisch-esoterisches Gelände bewältigen müssen, um zu ihm vorzudringen.

Dieser gute Kern ist diejenige Art von Selbst-Erfahrungen, die uns das Gefühl von innerer Beruhigung vermittelt. Unser Ziel ist es, für die psychotherapeutische und psychiatrische Praxis verfügbar zu machen, was als Spezialistenwissen bislang wenig Chance hatte, dort breite Beachtung zu finden, was aber gleichzeitig unter den unterschiedlichsten fantasievollen Namen denen, die auf den riesigen Märkten der Selbstheilung danach suchen, angeboten wird. Es geht uns darum, herauszuarbeiten, wie die Erzeugung derartiger Erfahrungen in verschiedenen gut eingeführten psychotherapeutischen Methoden ihren Platz hat.

Das Verrückte an den Märkten der Selbstheilung ist, dass es ihnen gelingt, Menschen dazu zu bringen, Geld für etwas zu zahlen, das sie als Fähigkeit be-

---

1 Wenn im Buch von Patienten, Therapeuten, Ärzten usw. die Rede ist, sind selbstverständlich immer auch Patientinnen, Therapeutinnen, Ärztinnen usw. gemeint. Und umgekehrt ...

reits besitzen, selbst offenbar aber nicht mit genügend Signifikanz besetzen, um es wirksam werden zu lassen. Es scheint nötig zu sein, die Methode zu kaufen, um gleich einer »spiegelnden Erfahrung« im Sinne Kohuts die Empathie für das eigene innere Bedürfnis beim Anbieter auf dem Markt zu erleben und zu verinnerlichen (»Ich spüre, was du brauchst und was dir gut tut«).

So wird man die teuer erlernte Meditationstechnik dann vielleicht an einem ruhigen Platz am Ufer eines Teichs anwenden, und ein Kind wird sich neben einen hocken und achtsam den Bewegungen des Wassers zuschauen. Es hat dafür keinen Kurs gebraucht.

Schaut man sich im Internet um, finden sich Anleitungen zum Glücklichsein seit Jahren verstreut wie Sand am Meer. Das »Innere Kind« ist mittlerweile einer der Popstars der Bereiche Therapie/Wellness/Esoterik/Lebenshilfe. Heute findet Google 344 000-mal »Inner Child« im Web. Kein Zweifel: Der Begriff ist nicht geschützt. Nimmt man sich ein paar Stunden Zeit, kann man im Internet verfolgen, welche Karrieren dieses Kind bereits gemacht hat: das Innere Kind zusammen mit Tantra, mit Schamanismus, mit Hypnose, mit Tarot, mit Astrologie, mit Reiki und gesunder Ernährung. Das sehen nicht nur wir mit ruhigem Spott. Cilauro, Gleisner und Sitch (2006) machen in ihrem Jetlag Travel Guide »Phaic Tan: Land des krampfhaften Lächelns« auf folgendes Angebot auf der Insel Na Chok vor der Provinz Tan Gah aufmerksam: »Das Oasis Wellness-Hotel verbindet gesunde Lebensweise und Fünf-Sterne-Luxus zu einem unvergesslichen Wellness-Erlebnis. (...) Fans alternativer Therapien können im Zentrum für ganzheitliche Heilung an Gesprächen über vergangene Leben teilnehmen (Vorsicht! Die örtliche Polizei kann Sie auch für Verbrechen aus einem früheren Leben verhaften.) oder in einem Kurs ihr inneres Kind entdecken lernen – allerdings muss für das Kind eine eigene Kursgebühr bezahlt werden, sollte es in Erscheinung treten.« (ebd., S. 179)

Die Poona-Reisenden der 70er- und 80er-Jahre nannten das damals anders, nicht »Begegnungen mit dem Inneren Kind«. Das kam später. Selbstobjekterfahrungen – um so etwas handelt es sich selbstpsychologisch betrachtet im Grunde – sind per Definition zutiefst subjektiv und nicht zu vereinheitlichen. Und weil sie obendrein auch schwer in Worte zu fassen sind, benötigt man einen Begriff, unter dem sich möglichst viele etwas vorstellen können, das der Sache nahe kommt. Aber welcher Sache eigentlich?

Offensichtlich ging es für alle, die sich um Konzeptualisierungen bemüht haben, um die Beschreibung eines Zustands der menschlichen Psyche, in dem diese weitgehend heil und gut ist, unbeschädigt oder allenfalls unschuldiges Opfer der erwachsenen Seelen, in jedem Fall noch nicht so differenziert wie diese. Vielleicht machte die Transaktionanalyse nach Berne den Anfang mit ihrem »Kind-Ich« (Berne 2001); vielleicht darf die Gestalttherapie die Entdeckung des Inneren Kindes für sich reklamieren (Finney 1969; wir danken Frau Dr. Lotte Hartmann-Kottek für diesen Literaturhinweis); vielleicht darf man aber schon Freuds Instanzen-Modell als einen Versuch begreifen, dem irgendwie Originären und Reinen im »Es« einen Bereich zuzuordnen (Freud 1938). War das »Es« noch etwas recht

Abstraktes, so sind »Kind-Ich« oder »Inneres Kind« mit Begriffen verbunden, die uns das Vorstellen erleichtern, weil sie Konnotationen (»Kind«) verwenden, über die gesellschaftliche Übereinstimmung besteht. Hilfreich schienen auch Konzepte, die so etwas wie »räumliche« Vorstellungen ermöglichen. Das »Kind-Ich« der Transaktionsanalyse wird durch einen von drei Kreisen versinnbildlicht, aus denen unsere Persönlichkeit bestehe.

Die neuzeitlichen Beschreibungen von Innere-Kind-Anteilen erwecken häufig den Eindruck, als seien dies Bereiche, die der märchenhaften Parallelwelt eines Fantasieromans entsprechen, deren Pforte sich schon die ganze Zeit hinter unserem Spiegel befand, ohne dass wir davon wussten. Eine große Definitionsmacht wird Erika Chopich zugebilligt (Chopich u. Paul 1996). Ihr Buch »Aussöhnung mit dem inneren Kind« ist ein Bestseller in den Ratgeberabteilungen der Buchhandlungen und unter www.beziehungsheilung.de gibt es eine Liste von Definitionen. Demnach ist das »innere Kind der ›ursprüngliche‹ Teil unseres Wesens: die Gefühle, die ›aus dem Bauch‹ kommen, der Träger der Intuition, Quelle der Lebensfreude und Lebensenergie«. Klingt gut, davon hätte jeder gern mehr. Und – last not least – geht es bei Chopich wie bei vielen anderen Vertretern des Innere-Kind-Marktes hoch hinaus: In der »Verbindung zwischen dem liebevollen Erwachsenen und dem geliebten inneren Kind« haben wir nicht weniger als »Verbindung mit dem Universum«. Mrs. Chopich ist nun mal auch Kaplanin.

Wenn Sie übrigens grade mal nicht wissen, wie alt Ihr Inneres Kind heute ist – macht nichts. Unter www.quizilla.com gibt es einen Test. Ein paar Mausklicks – und ein hübscher Schriftzug sagt es Ihnen.

Als dieser Text geschrieben wurde, war die Internetdomain »Inner-Child.com« noch zu verkaufen, für den Preis von 3000 $ – Interessenten wenden sich an www.healingsites.net. Die haben auch andere Domains aus dem Bereich der Regressionen: Wie wäre es zum Beispiel mit eTherapy.com oder shrink.us? Sexhealers.com gibt es merkwürdigerweise schon für 2000 $.

www.coping.org ist sozusagen der OBI für die Seele. Hier finden Sie alles, was Sie brauchen: eine komplette Werkzeugkiste mit »tools for coping with life's stressors«, darunter natürlich auch die Abteilung »Inneres Kind«. Sie können hier Dutzenden von Schritten folgen, um das Innere Kind zu befreien, und wenn Sie unten am Ende der langen Seite angekommen sind, raten Ihnen Mr. und Mrs. Messina, Ph.D.: »If you still find yourself suppressing your ›Inner-Child‹, return to step one and begin again.«

Wenn Sie ganz mutig sind, machen Sie auf www.crystalinks.com/innerchild an Ihrem PC eine kleine Trauma-Therapie-Sitzung: Nach einer entsprechenden Entspannungsinduktion werden Sie zu Folgendem aufgefordert: »Go forward to a day in your childhood that you wish never happened.« Und so weiter. Der Computer wird schon auf Sie aufpassen. Psychotherapeutische Ethik? Vergessen Sie's! Der Server steht wahrscheinlich auf den Virgin Islands. War doch Ihre eigene Entscheidung, hierherzusurfen!

Den Herausgebern dieses Buchs stellt sich die Frage, welche gesellschaftliche Funktion dies alles hat, denn sie selbst sind psychotherapeutisch Tätige, und ihre

Patienten und Patientinnen treten zur Behandlung hervor aus einem sozioökonomischen Hintergrund, der sich nicht verändert haben wird, wenn sie aus der Behandlung wieder dorthin zurückkehren. Was machen wir da eigentlich, wenn wir dem üblichen, von Hartz IV bedrohten Patienten unseres Behandlungsalltags, dem die psychischen Kompensationsmöglichkeiten seiner neurotischen Entwicklung oder seiner Persönlichkeitsstörung zusammengebrochen sind angesichts der mittelbaren Auswirkungen der sozioökonomischen Umverteilung, die ihn treffen, vorschlagen, das Innere Kind zu beruhigen? Hätte das nicht den zynischen Charme, der einem Banken-Vorstand gut anstehen würde? Andererseits: Was könnten wir in einer Therapie anderes tun?

Ein Medium, das wie kaum ein anderes die herrschende Ethik vertritt, empfiehlt heute die »Happy-Formel«: »Denn das Glück wohnt noch in Deutschland, trotz Wirtschaftskrise und Hartz IV. Jeder Mensch hat ein Recht darauf, glücklich zu sein. Aber dafür muss er die Augen weit öffnen und lernen – von anderen, für sich. Es ist nie zu spät.« (BILD, im Frühjahr 2005)

Damit ist im Mainstream angekommen, was in mehr oder weniger randständigen Bereichen seit langem ein einträgliches Leben führte. Populärwissenschaftlich gebahnt wurde diese mediale Boulevard-Inszenierung zum Beispiel durch Schwerpunktthemen in »Psychologie Heute«, mit denen sich diese Zeitschrift zum führenden Fachblatt für psychologische Eigenbehandlung gemacht hat: kein Heft mehr, in dem nicht mindestens eine Idee vorgestellt wird, die man selbst ausprobieren kann – sei es Wellness, die »Kunst, richtig zu scheitern«, positives Denken in allen möglichen philosophischen Richtungen, Mindfullness und immer wieder Verweise auf die Nutzung von Ressourcen. Immerhin wird hier im November 2004 das im selben Heft präsentierte Leitthema »Was kann schon passieren? – Strategien gegen die Zukunftsangst« angesichts des Abbaus der Sozialsysteme im Editorial kritisch begleitet: »Unglaublich dreist klingen da die ständigen Appelle an ›Selbstverantwortung‹ und ›Eigeninitiative‹ der Betroffenen aus dem Munde überversorgter Politiker, wohlbestallter Professoren und sich schamlos bereichernder Manager.« Dass man selbst als Promoter dieser Verfahren auch zu den Krisengewinnlern gehört, wird diskret übersehen. Allerdings: Gehören wir und die Autoren und Autorinnen dieses Buchs nicht auch dazu?

Bekennen wir: Wir haben diesen Titel auch gewählt, weil wir damit rechnen, dass dieses Buch sich so besser verkauft als mit einem Titel wie »Einige Behandlungsanregungen unterschiedlicher Psychotherapie-Verfahren zur Förderung innerer Stabilität«. Das kommt doch einfach nicht so wirksam rüber, nicht wahr? Also reiten wir eben auf der aktuellen Welle mit – allerdings machen wir das eher konservativ.

Es genügt nicht, sich damit zufrieden zu geben, zu sagen: »Wer hilft, hat recht.« Wichtig ist uns gewesen, zu verstehen, wieso etwas wirkt. Das haben die Autorinnen und Autoren in der Denkweise ihres jeweiligen Konzeptes von Psychotherapie versucht. Und sie haben versucht, zu operationalisieren und damit anderen zur Anwendung, zur Verfügung zu stellen, wie das Modell eines bestimmten beruhigenden Umgangs mit Regression und mit sich selbst, den man »Arbeit mit dem Inneren Kind« nennen kann (aber nicht muss), in die Praxis verschiedener Therapieverfahren passt.

Herausgekommen sind drei unterschiedliche Zugänge. Der eine führt uns heran über die Auseinandersetzung mit der Analytischen Psychologie nach C. G. Jung, ein zweiter über die Dialektisch-behaviorale Therapie (DBT) nach Marsha Linehan mit ihrem Konzept der Achtsamkeit und der Aneignung von Fähigkeiten, von Skills, und der dritte verwendet die Selbstpsychologie Heinz Kohuts als Hintergrund, vor dem auch der Frage nachgegangen wird, welche Funktion die Idealisierung des Therapeuten und seiner Ideologie bei der Wirksamkeit von Behandlung hat.

Göttingen, im Frühjahr 2007 Willy Herbold und Ulrich Sachsse[2]

Literatur

Berne E (2001). Die Transaktions-Analyse in der Psychotherapie. Eine systematische Individual- und Sozial-Psychiatrie. Paderborn: Junfermann.

Chopich E, Paul M (1996). Aussöhnung mit dem inneren Kind. Freiburg: Bauer.

Cilauro S, Gleisner T, Sitch R (2006). Phaic Tan. Land des krampfhaften Lächelns. München: Heyne.

Finney BC (1969). Let the little child talk. Am J Psychother; 23: 230–42 (abgedruckt in: Hatcher CH, Himelstein P [eds] [1976]. The Handbook of Gestalt Therapy. New York: Jason Aronson).

Freud S (1938). Abriß der Psychoanalyse. GW XVII (Schriften aus dem Nachlaß 1892–1938). Frankfurt/M.: Fischer: 63–135.

2 Wir danken Frau Roswitha Ahlborn herzlich für die Niederschrift der meisten Manuskripte.

1 Das Konzept »Inneres Kind« und die Analytische Psychologie nach C. G. Jung

Ralf H. Bolle

1.1 Wege zum Inneren Kind

Die Arbeit mit dem Inneren Kind hat in den letzten Jahrzehnten immer mehr an Popularität gewonnen. Vor allem in der traumazentrierten Psychotherapie hat sich dieses Konzept sehr fruchtbar integrieren lassen. Es erschienen aber auch immer mehr Ratgeber- und Lebenshilfe-Bücher, die die Aussöhnung mit dem Inneren Kind propagierten. Obwohl viele Veröffentlichungen, wie etwa »Das Kind in uns – wie finde ich zu mir selbst?« von John Bradshaw (1990) oder »Hand in Hand mit dem inneren Kind« von Gabriele Bunz-Schlösser (2003), sehr differenzierte Vorschläge und vor allem praxisnahe und hilfreiche Anregungen an die Hand geben, verblieben bei mir immer auch eine leichte Irritation und ein gewisses Misstrauen gegenüber der allzu raschen Bemächtigung und Nutzbarmachung des Inneren Kindes. Die Verdinglichung erschien mir zu einfach und manchmal zu sehr dem Zeitgeist entsprechend: als ob es möglich wäre, mit ein paar Briefen an das Innere Kind oder Imaginationen einen gut lebbaren Dialog mit den inneren Seiten aufzunehmen, die in Verbindung mit der kreativen Kindlichkeit und somit auch den grundlegenden Beziehungserfahrungen in Verbindung stehen. Ich hatte auch den Eindruck, dass die Bedeutung des Beziehungsraums zu wenig berücksichtigt wurde, der es erst möglich macht, verbindlich mit dem Inneren Kind in Beziehung zu treten. Vor dem Hintergrund meiner psychoanalytischen Grundhaltung konnte ich mir nur schwer vorstellen, dass so wichtige Prozesse, die sowohl den Kontakt mit sich selbst als auch den vitalsten Aspekt des Kontaktes zu anderen Menschen, ja sogar zum Leben überhaupt, beinhalten, im Rahmen von Workshops und Trainingsanleitungen auf lange Sicht hin wirkungsvoll vermittelt werden könnten.

In meiner klinischen Praxis als Psychiater in der Krisenintervention und als niedergelassener Psychotherapeut fand ich es immer besonders interessant, Patienten über längere Zeiträume hinweg zu begleiten. Aus dieser Perspektive waren dann rasche Symptombesserung und Therapie-Erfolge, so wie sie im stationären Setting oftmals eindrucksvoll aufscheinen, dann doch im Rahmen der mittel- und langfristigen Lebensentwicklung der Patienten wieder zu relativieren. Ich glaube, dass die Impulse, die in der Krisenintervention effektiv sind, dann doch über einen längeren Prozess der Bezogenheit allmählich in die seelische Struktur der Patienten integriert werden müssen. Natürlich kann dies über konstruktive und fördernde Beziehungen zu Partnern, Freunden und Bekannten geschehen, wenn diese vorhanden sind. Oft sind die tief reichenden Irritationen in der Persönlichkeitsstruktur jedoch nur über eine therapeutische Beziehung zu wandeln. Dies trifft besonders für traumatisierte Patienten zu, aber auch für alle anderen Formen von Persönlichkeitsstörungen. Eine sorgfältig reflektierte therapeutische Beziehung, in der sowohl Empathie als auch strukturierende Interventionen ihren Platz haben, bietet den adäquaten Rahmen für eine Vernetzung der unterschiedlichen Ebenen des Erlebens: Nonverbale Handlungsdialoge und sprachliche Reflexion können vor dem Hintergrund der Beziehung verknüpft und verwoben werden.

Aus meinen Erfahrungen mit der tiefenpsychologisch fundierten Psychotherapie und der niederfrequenten Psychoanalyse im modifizierten Setting habe ich gelernt, wie komplex, vielfältig und vielschichtig die Etablierung eines konstruktiven inneren (und äußeren) Dialogs in der Praxis ist. Destruktive Beziehungsmuster bilden sich sowohl in der Art und Weise ab, wie äußere Beziehungen lebbar sind, als auch darin, wie der Patient zu sich und seinem Körper in Beziehung treten kann. Gerade bei den chronischen Posttraumatischen Belastungsstörungen, die im Zusammenhang mit destruktiven frühen Beziehungserfahrungen stehen, sind oft langfristige ambulante psychotherapeutische Begleitungen notwendig, um konstruktive Formen des inneren Dialogs tatsächlich in der Persönlichkeit integrieren.

In den letzten Jahren bin ich auch immer mehr Patienten begegnet, die in früheren stationären Aufenthalten in der Therapie intensiv mit Stabilisierungsübungen, Innere-Kind-Arbeit und Skills-Training behandelt worden waren. Hinter der vordergründigen Stabilisierung, die in vielen Fällen sicher auch erst eine anschließende ambulante Psychotherapie ermöglicht hat, bleiben im Hintergrund meist viele ungelöste Fragen bestehen, die die Patienten sehr beschäftigen. Sie bleiben manchmal misstrauisch und ambivalent, wenn sie die eigenen Erfahrungen mit den Übungen reflektieren. Ich glaube, dass hinter den vordergründigen Therapie-Erfolgen unbewusst noch destruktive Muster in der Selbstwahrnehmung bestehen bleiben können, die durchaus das Leben der Patienten weiter beeinträchtigen. Diese Patienten fühlen sich durch die manchmal zu forschen und zeitweise auch technisch anmutenden stabilisierenden Interventionen nicht ernst genommen: Es geht ihnen dann in der ambulanten Therapie darum, zu erfahren, ob es eine bedeutsame Beziehungsperson aushalten kann, was noch in ihnen ist. In gewissem Sinne besteht das Bedürfnis nach neutraler bzw. wohlwollender Zeugenschaft gegenüber den inneren destruktiven Erfahrungen weiter, die erst in einer längeren ambulanten Psychotherapie nachhaltig positiv beantwortet werden kann. Die zentrale Frage scheint oft zu sein, wie denn – im Gegensatz zu früheren (auch traumatischen) Erfahrungen – eine konstruktive Beziehungsgestaltung gelebt werden kann.

In der psychoanalytischen Tradition wurden rasche Symptombesserungen nach Beginn der Behandlung oft unter dem Konzept der »Übertragungsheilung« kritisiert und nur zurückhaltend positiv bewertet. Der anhaltende Effekt wurde erst im weiteren Verlauf der Behandlung erreicht, wenn Abgrenzungsprozesse und Trennungssituationen hinreichend thematisiert werden konnten. Unter diesem Gesichtspunkt ist natürlich auch zu fragen, inwieweit Anpassungsprozesse der Patienten (an idealisierte kompetente Therapeuten) und unbewusste Beziehungswünsche mit dazu beitragen, dass Stabilisierungsübungen und Innere-Kind-Arbeit als Behandlungstechniken kurzfristig erfolgreich scheinen.

In der Analytischen Psychologie ist der vorschnelle Bezug auf kollektive Mythen und Märchen in der Therapie manchmal lediglich banalisierend und im Sinne einer Abwehr der persönlichen Dimension der therapeutischen Arbeit zu verstehen. Daher wird auch dem Begriff »archetypisch« im psychoanalytischen Diskurs immer wieder mit Misstrauen begegnet. Wenn aber der Bezug zu den allgemein menschlichen Themen von Philosophie und Weltanschauung sowie politischen Fragen achtsam im therapeutischen Prozess eingeflochten wird, ergibt sich eine sinnvolle Vertiefung und Integration der therapeutischen Arbeit in den Lebenskontext des erwachsenen Menschen. So kann die Psychotherapie einen fließenden Übergang von pathologischen Phänomenen hin zu normalen Auseinandersetzungen des »Sich-in-der-Welt-Findens« haben. Ähnliches gilt auch für die Innere-Kind-Arbeit: Auch hier lauern, wie bei jeder therapeutischen Technik, die Gefahr der Banalisierung und die Abwehr von ängstigenden Beziehungsthemen.

Auf der anderen Seite gibt es eine lange Tradition in der Psychologie und der Psychoanalyse, sich mit inneren Zuständen (»States«) der Kindheit zu befassen. Prozesse der Regression in der therapeutischen Beziehung und der Wiederbelebung von Erfahrungsmustern und frühen Beziehungsstrukturen innerhalb dieser Situation werden dazu genutzt, Veränderungs- und Wandlungsperspektiven für den Patienten zu eröffnen. Es ist das zentrale Charakteristikum aller psychodynamischen Ansätze, die Bedeutung der Kindheit und vor allem die **inneren Bilder des eigenen Kindseins** und die **inneren Bilder der Eltern** in den Mittelpunkt zu stellen. Die Grundannahme ist dabei, dass die inneren Beziehungsmuster die äußerlich realen Beziehungsmöglichkeiten wesentlich mitgestalten. Insofern war es aus psychoanalytischer Sicht immer nahe liegend, den Dialog zwischen der bewussten Einstellung der Ich-Persönlichkeit und den inneren Bildern, wie sie in Träumen, Fantasien, Imaginationen und Gestaltungen deutlich werden können, zu fördern und zu differenzieren.

Auf den folgenden Seiten möchte ich zunächst einige zentrale Grundgedanken der Sicht der Analytischen Psychologie nach C. G. Jung vorstellen, die im Zusammenhang mit den modernen Konzepten vom Inneren Kind von Bedeutung sind. Vor diesem Hintergrund werde ich dann meine Überlegungen zu dem besonderen Erfahrungsraum des Inneren Kindes im Kontext eines psychoanalytischen Therapie-Ansatzes anschließen. Unter dem Begriff der »Inneren Kindheit« möchte ich einen erweiterten integrativen Ansatz im Umgang mit dem Inneren Kind vorstellen, der sich für mich in der Langzeittherapie im Sinne eines modifizierten psychoanalytischen Settings sehr bewährt hat.

1.2 Zu den jungianischen Ahnen des Inneren Kindes

Sigmund Freud war der Begründer der Psychoanalyse, und mit ihm gemeinsam hat C. G. Jung mehrere Jahre die Entwicklung dieser Methode gestaltet. Letztlich kam es aber 1912 zur Trennung, da sich ihre Auffassungen u. a. über die Lebensenergie (Libido) zu weit unterschieden. Während Freud eher die (sexuelle) Triebdynamik als letztlichen Hintergrund des seelischen Geschehens verstand, wollte Jung diesen Begriff deutlich erweitern und allgemein menschliche Strukturen einbeziehen. Für ihn waren besonders die finalen Aspekte, das heißt die sinnsuchenden und sinngebenden Tendenzen der Psyche, wichtig. Diese betrachtete er unter philosophischen und weltanschaulichen Kategorien, die so dem bewussten Ich direkter zugänglich seien. Aus heutiger Sicht kann man in diesen beiden Richtungen der Psychoanalyse sicher eine wechselseitige Ergänzung sehen: Sie stellen gewissermaßen eine Zweiheit dar, die sich in der Polarität zu einem Ganzen zusammengefügt.

C. G. Jung hat in seiner Analytischen Psychologie spezifische Akzente gesetzt und damit zahlreiche Impulse in die tiefenpsychologische und psychoanalytische Entwicklung eingebracht, die den symbolischen **Spiel- und Handlungsraum** gleichwertig neben dem **Interpretations- und Deutungsraum** bestehen lassen. Für Jung waren das »Tun« und das »Verstehen« für den therapeutischen Wachstumsprozess in gleichem Maße wichtig. Das führte dazu, dass sich die Analytische Psychologie neben der Sprache grundsätzlich auch für andere Ausdrucksformen unbewusster Prozesse – wie etwa das Malen, Gestalten, Musizieren oder Tanzen – interessierte und sich in diesem Sinne schon früh methodenübergreifend oder integrativ verstand. Die symbolischen Ausdrucksformen werden sowohl im Kontext des erwachsenen Ich-Bewusstseins (d.h. auch weltanschaulich oder philosophisch) integriert als auch als Repräsentation früher Erfahrungsmuster verstanden. Dabei spielt die Rückbeziehung auf frühe individuelle Erfahrungen und deren Anbindung an die gegenwärtige Persönlichkeitshaltung ebenso eine Rolle wie die Frage, wie diese inneren Bilder sinnvoll und adäquat in der Gegenwart umgesetzt und gelebt werden können. Jung betonte sehr früh, dass der Dialog mit den frühen inneren seelischen Wirklichkeiten grundsätzlich ambivalent sei: Es geht hier um das Spannungsfeld zwischen kindlich (als Ausdruck einer ursprünglichen Kreativität und Lebendigkeit) einerseits und kindisch (i.S. einer Regression auf infantile, unreife Verhaltensweisen) andererseits. Diese Ambivalenz in Bezug zu archetypischem und persönlichem Material bestimmt in gewissem Sinne die Analytische Psychologie und spiegelt sich auch in der Konzeption zentraler Begriffe wie etwa »Archetyp« und »Komplex« wider. Letztlich kann diese Ambivalenz nur im Kontext der sinnvollen Bezogenheit zu sich selbst und anderen allmählich aufgelöst werden.

Ich glaube, dass die Analytische Psychologie einen fruchtbaren Boden bereitstellen konnte, aus dem heraus viele Entwicklungen möglich wurden, etwa in der humanistischen Psychologie, aber auch in der tiefenpsychologischen und verhaltenstherapeutischen Arbeit mit Imaginationen und anderen kreativen Ansätzen. So haben sich beispielsweise aus der Aktiven Imagination, in der das bewusste Ich in einen aktiven Dialog mit inneren Symbolgestalten (den Komplexen) tritt, wichtige Impulse für die Ausdifferenzierung der Katathym-Imaginativen Psychotherapie (KIP) durch H. Leuner (Bolle 2005b) ergeben. Des Weiteren haben sich viele jungianische Perspektiven in die Entwicklung der Kreativ-Therapien, insbesondere der Analytischen Kunst-Psychotherapie (Schaverien 1992) eingewoben.

Wichtige Grundpositionen der Analytischen Psychologie haben heute ein Comeback im Kontext moderner Forschungsergebnisse aus der Hirnphysiologie, der Verhaltenstherapie und der traumazentrierten Psychotherapie erfahren. Mir geht es hier weniger darum, im Sinne eines »Das hat Jung auch schon gesagt« die Urheberschaft dieser Konzepte erneut zuzuordnen als vielmehr eine Kontinuität in den Entwicklungslinien zu betonen, die dann neue Anregungen zu weiteren Reflexionen und bereichernden Wechselwirkungen mit der aktuellen psychotherapeutischen Diskussion ermöglichen. Vielleicht kann der Prozess so ähnlich sein, wie ihn damals C. G. Jung erlebte, als er in mittelalterlichen alchemistischen Schriften die notwendigen symbolischen Anregungen fand, um seine brennenden, aktuellen Fragen über die Wirkkräfte der Seele neu und radikal zu stellen. So verstanden kann eine Auseinandersetzung mit den konzeptionellen Wurzeln des Inneren Kindes neue Fragen aufwerfen und Perspektiven eröffnen, die im gegenwärtigen Diskurs zwischen den Schulen zu eng geworden sind.

C. G. Jungs Leben …

Zunächst möchte ich kurz auf die lebensgeschichtlichen Hintergründe von C. G. Jung eingehen, da so deutlich wird, wie seine persönlichen (u. a. auch traumatischen) Erfahrungen zu seiner Konzeption der Psyche in Verbindung stehen. Meines Erachtens wird auch verständlicher, warum jungianische Konzepte eine gewisse inhaltliche Nähe zur traumazentrierten Psychotherapie haben. Insbesondere seine Auseinandersetzung mit den kreativen Ausdrucksformen und die Nutzung des »dritten Raums« sind in unserem Zusammenhang interessant. Danach werde ich einige Grundvorstellungen der Analytischen Psychologie und den Umgang mit symbolischen Prozessen darstellen. Kernbegriffe der Analytischen Psychologie beziehen sich auf universelle Wirkkräfte in der Psyche und lassen sich so im Zusammenhang mit der modernen ressourcenorientierten Arbeit sehen.

Die traumatischen Erfahrungen Jungs und seine besondere Konzeptualisierung der menschlichen Psyche im vorwiegend archetypischen Raum (unter dem Aspekt der Abwehr des persönlichen Traumas) sind immer wieder diskutiert worden (zuletzt z. B. bei Bair 2005). In den Anfängen der Entwicklung der Psychoanalyse hatten Freud und Jung eine sehr enge freundschaftliche (und wohl auch gegenseitig idealisierende) Beziehung. Jung ging es neben persönlichen Erfahrungen auch um allgemein menschliche Wahrnehmungskategorien, die eher in den Kontext von Philosophie, Weltanschauungen und Religiosität anzusiedeln sind. Die Trennung von Freud im Jahre 1912 löste bei Jung eine tiefe Krise aus, die dazu führte, dass er zeitweise kaum noch arbeitsfähig war. Unter Mühen hielt er den »äußeren Rahmen« aufrecht und führte seine Praxis in eingeschränktem Maße weiter.

Wichtig erscheint mir, dass Jungs Psychologie die Frage nach dem Sinn, also die Suche nach dem inneren und äußeren Kontext der Erfahrung, in den Vordergrund stellte. Diese Verankerung im »Narrativ« stellte für ihn einen wesentlichen Faktor einer heilenden Erfahrung dar.

Zum einen bemühte sich Jung, seine Arbeit in der Praxis fortzuführen. Zum anderen begann er in seiner tiefen inneren Krise, nach Möglichkeiten zu suchen, diese ihn überflutenden Gefühle und Ängste zu strukturieren und damit umzugehen. In diesem Zusammenhang beschrieb er in seiner Autobiografie eine Art »therapeutische Ich-Spaltung«: Persönlichkeit A entsprach den gesellschaftlichen Normen, Persönlichkeit B durchlebte ein archaisches inneres Erdbeben und beschäftigte sich mit Handlungen, die Persönlichkeit A nur äußerst kritisch aushielt. Im Wesentlichen entdeckte Jung in dieser Zeit die Wirksamkeit des kreativen Handelns zur Bewältigung seiner eigenen seelischen Krise; am anderen Ufer des Zürich-Sees begann er zunächst »sinnlos zu spielen«: Er baute Gräben, spielte mit Sand, begann zu malen und zu bildhauern.

Allmählich wurde aus dem Spiel ein mehr und mehr zielgerichtetes Handeln. Dieses konkrete Tun war für ihn eine Möglichkeit, seine inneren Turbulenzen zu strukturieren und sich mit den inneren Themen durch das Handeln auseinanderzusetzen. »In dem Maße, wie es mir gelang, die Emotionen in Bilder zu übersetzen, das heißt diejenigen Bilder zu finden, die sich in ihnen verbargen, trat innere Beruhigung ein.« (Jung 1971, S. 181)

Neben dem spielerischen Tun wandte sich Jung in diesen Krisenzeiten der Imagination zu und legte die Grundlagen seiner Konzepte der »Aktiven Imagination«. In seiner frühesten Definition von 1916 hatte er noch eine sehr offene Vorstellung vom inneren Dialog mit dem Unbewussten: Für ihn war die Aktive Imagination ein Vorgang, in dem Bilder und/oder innere Worte mit Händen und Körper erwartet, wahrgenommen, aufgezeichnet, ausgedrückt und dargestellt werden (Jung 1916).

Ich schätze diese frühe Definition sehr, da sie quasi alle Ausdrucksformen von unbewusstem Geschehen mit einbezieht: Neben der gestalterischen und künstlerischen Ausdrucksmöglichkeit in Bildern, Geschichten oder Skulpturen war Jung auch sehr am Theater, Musik und eben an den Imaginationen interessiert.

Die krisenhafte Zuspitzung in der biografischen Situation Jungs bildet den persönlichen Hintergrund, vor dem er seine psychologischen Konzepte ausarbeitete. Die Verarbeitung seiner Lebenstraumata steht in enger Verbindung mit der Konzeptualisierung, die seine Psychologie prägt. Die Analytische Psychologie scheint mir daher in besonderem Maße geeignet, Begriffe bereitzustellen, die in der Arbeit mit frühen Störungen und traumatisierten Patienten hilfreich sind. Der Schwerpunkt der Analytischen Psychologie liegt auf der Durchdringung der archetypischen Schichten der Psyche, die in enger Verbindung mit frühesten Erlebnis-Engrammen und Bewusstseinsstrukturen stehen.

... und die innere Welt der Symbole

Die Analytische Psychologie versteht die menschliche Bewusstseinsentwicklung sowohl vor dem Hintergrund der persönlichen biografischen Einflüsse als auch vor dem der universellen Kategorien der Wahrnehmung. Dadurch überschreitet sie teilweise den Rahmen einer rein therapeutischen Methode, die vorwiegend auf die Besserung und Linderung von krankhaften Leidenszuständen fokussiert sein muss. Seelische Konflikte führen zu Krankheitssymptomen, sie sind aber auch Ausdruck der genuinen Suche des Menschen nach sich selbst. In der Tradition C. G. Jungs hat sich die Analytische Psychologie mit zahlreichen religionswissenschaftlichen und philosophischen Themen auseinandergesetzt.

Das therapeutische Ziel der Analytischen Psychologie ist es, den dynamischen Fluss von seelischer Energie zwischen den Polen des bewussten und des unbewussten Erlebens aufrechtzuerhalten und zu fördern. Letztlich berühren sich so die intimsten persönlichen psychischen Inhalte mit den allgemein menschlichsten Inhalten der Seele.

Die Analytische Psychologie befasst sich mit dem Spannungsfeld zwischen dem **Ich** (als Zentrum des Bewusstseins der personalen Welt) und dem **Selbst** (der Gesamtheit aller personalen und transpersonalen psychischen Inhalte). Diese Dynamik ist unter dem Begriff der Ich-Selbst-Achse beschrieben worden.

Neben dem Konzept C. G. Jungs, das **reife Selbst** als einen Archetypen der inneren Ordnung und eines Zentrums des Zusammenhalts der seelischen Erfahrungen zu sehen, der das körperlich-seelisch Ganze repräsentiert, bietet sich noch eine andere Blickrichtung auf das Selbst an, die im Folgenden weiter erörtert wird: **das werdende und sich entwickelnde Selbst**. Diese Sichtweise eröffnet den Blick auf die inneren Bilder, die symbolische Repräsentanzen von sich entfaltenden und entwickelnden seelischen Eigenschaften sind, die ihrerseits im Zusammenhang mit der Identität stehen.

Das Wach-Bewusstsein (Ich) als begrenzter Teil der Psyche setzt sich zur Gesamtheit der seelischen Welt in Beziehung, die sich zwischen materieller und spiritueller Wirklichkeit entfaltet. Allgemein menschliche Wahrnehmungsmöglichkeiten (die **Archetypen**) prägen das menschliche Bewusstsein immanent und können als Gefäße verstanden werden, in denen Wahrnehmungs- und Beziehungserfahrungen in allgemein menschlichen Kategorien eingeordnet werden. Diese Wahrnehmungsstrukturen werden als grundsätzlich polar gedacht, das heißt, sie sind prinzipiell mit konstruktiven und destruktiven bzw. positiven und negativen Inhalten gefüllt. Die Wahrnehmungsschemata bilden die Kristallisationskeime für persönliche Erfahrungen, die sich inhaltlich ordnen: den **Komplexen**. Diese durch lebensgeschichtliche Erfahrungen angereicherten Bedeutungsfelder, die emotional sehr unterschiedlich besetzt sein können, bilden Funktionseinheiten, die teilweise bewusst, teilweise unbewusst sein können. Jung fasste auch das Ich als einen Komplex auf, der das Bewusstsein strukturiert.

Im Zentrum des therapeutischen Handelns der Analytischen Psychologie stehen die Beziehung zwischen Therapeut und Patient und das Symbol, das in

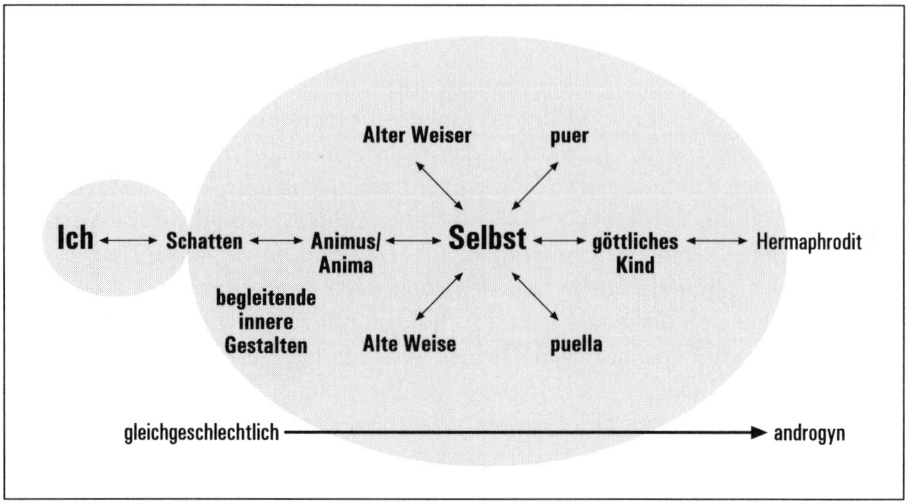

Abb. 1-1 Der Individuationsprozess nach C.G. Jung

diesem Umfeld entsteht und seelische Energie neu und konstruktiver umwandeln kann (zusammenfassend: Kast 1996). Jung verstand das Symbol als den bestmöglichen Ausdruck eines weitgehend unbewussten Inhalts. Unbewusste Inhalte können dabei persönliche Erinnerungen sein, verdrängte Erlebnisse, Ängste und Wünsche, die in enger Beziehung zur bewussten Lebensgeschichte des Einzelnen stehen. Es können aber auch seelische Engramme frühester seelischer Entwicklungsphasen sein, die dem erwachsenen Bewusstsein in ihrer Erfahrungsgestalt fremd oder unvertraut erscheinen. In gleicher Weise kann das Wissen um die familiären Einflüsse, die Bedeutung der Ahnen (insbesondere der Eltern der Eltern, den damit verbundenen Familienmythen oder etwa verleugneter realer traumatischer Ereignisse aus der Familiengeschichte) in das Unbewusste gesunken sein. In seinem Wesen beinhaltet ein wirksames Symbol immer Inhalte, die dem Ich-zentrierten Alltagsbewusstsein so nicht unmittelbar zugänglich sind.

In Jungs Vorstellung vom Individuationsprozess vollzieht sich die seelische Entwicklung des Erwachsenen über die Auseinandersetzung mit inneren (archetypischen) Gestalten und in Beziehung auf diese Gestalten, die so einen immer tieferen und bedeutsamer erlebten Bezug zum Selbst (d.h. hier ein inneres Bild einer Ganzheit) ermöglichen. Stark vereinfacht kann man sich die Zusammenhänge so vorstellen, wie sie in der Abbildung 1-1 dargestellt werden.

Bezogen auf das Thema »Inneres Kind«, stelle ich die verschiedenen Beziehungsgestalten des Unbewussten, so wie sie von Jung genannt wurden, in einem Überblick dar. Ordnet man die Gestalten ihrem Alter entsprechend, so könnte sich ein Kind-/Jugendlichen-Bereich (göttliches Kind, puer/puella) und ein elterlicher Bereich (Anima/Animus und Alter Weiser/Alte Weise) unterscheiden lassen (vgl. Abb. 1-2).

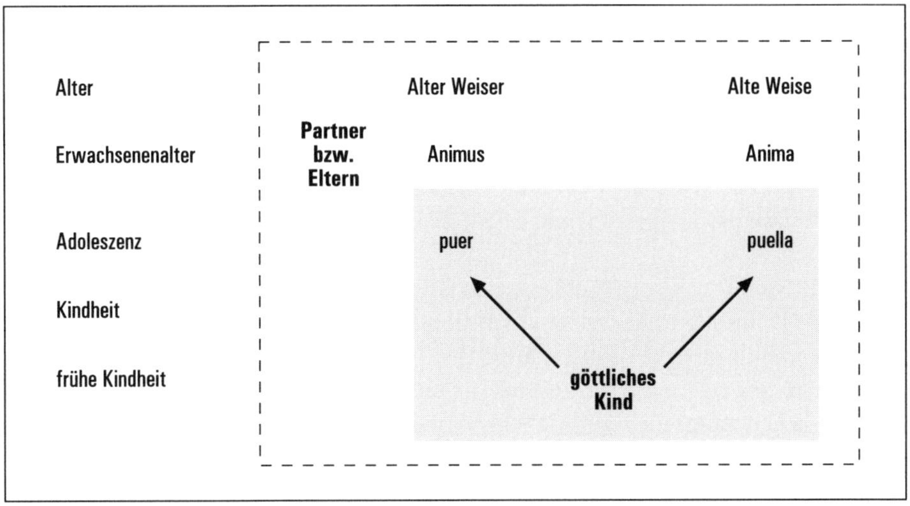

Abb. 1-2 Die klassischen Seelenführer der Analytischen Psychologie und ihre immanente Familiengestalt

Nach diesem kurzen Abriss der Analytischen Psychologie komme ich nun zur Imaginationsmethode C. G. Jungs und zu seinem Komplex-Begriff, der in vielen Gesichtspunkten Bezüge zur Arbeit mit dem Inneren Kind in sich trägt.

Personen und Landschaften der Psyche: die Komplexe

Jung befasste sich viele Jahre lang mit dem Assoziationsexperiment und belegte experimentell die Existenz unbewusster seelischer Themenfelder, die die Wahrnehmung des Bewusstseins beeinflussen. Seine Vorstellungen muten höchst aktuell an:

> »Man darf heutzutage wohl die Hypothese als gesichert betrachten, dass Komplexe abgesprengte Teilpsychen sind. Die Ätiologie ihres Ursprung ist ja häufig ein so genanntes Trauma, ein emotionaler Schock oder ähnliches, wodurch ein Stück Psyche abgespalten wurde. Eine der häufigsten Ursachen ist allerdings der moralische Konflikt, welcher seinen letzten Grund in der anscheinenden Unmöglichkeit hat, das Ganze des menschlichen Wesens zu bejahen.« (Jung 1934, S. 117)

In der Analytischen Psychologie geht man davon aus, dass diese thematisch geordneten seelischen Komplexfelder ein vom Bewusstsein relativ unabhängiges Eigenleben führen und in dem Sinn als »innere Umwelt« verstanden werden können, zu der man über Träume oder über die Aktive Imagination in eine dialogische Kommunikation treten kann.

Aus meiner Sicht fällt es leicht, eine Brücke zu den modernen Konzepten der Arbeit mit Imaginationen zu schlagen, in denen die inneren Bilder als »realer Ausdruck« neuronaler Muster und biografisch getönter Symbolisierungsprozesse gesehen werden (Bolle 2005a). C. G. Jung drückte das so aus:

> »Ein Komplex ist von starker innerer Geschlossenheit, (...) hat seine eigene Ganzheit und verfügt zudem über einen relativ hohen Grad von Autonomie, d.h., er ist den Bewusstseinsdispositionen in nur geringem Maße unterworfen und benimmt sich daher wie ein belebtes *corpus alienum* im Bewusstseinsraum.« (Jung 1934, S. 117)

In der Entwicklung seiner theoretischen Konzepte bezog sich Jung immer wieder auf seinen Dialog mit den inneren Gestalten und legte so auch Grundlagen für die Weiterentwicklung in der Erforschung der Nutzung von Kreativität:

> »Ich nahm meinen Mut zusammen und trat den Fantasiegestalten wie wirklichen Menschen gegenüber. Aufmerksam hörte ich auf das, was sie mir sagten. (...) (Die) Fantasiegestalten brachte(n) mir die entscheidende Erkenntnis, dass es Dinge in der Seele gibt, die ich nicht mache, sondern die sich selber machen und ihr eigenes Leben haben. (...) (Sie) erklärte(n) mir, dass ich mit den Gedanken so umgehe, als hätte ich sie selbst erzeugt, während sie (...) eigenes Leben besäßen, wie die Tiere im Walde, oder Menschen in einem Zimmer, oder wie ein Vogel in der Luft: ›Wenn Du Menschen in einem Zimmer siehst, würdest Du auch nicht sagen, Du hättest sie gemacht oder seiest für sie verantwortlich‹, belehrte(n sie) mich. So brachte(n sie) mir allmählich die psychische Objektivität, die ›Wirklichkeit der Seele‹ bei.« (ebd., S. 203)

Handlungsraum der Psyche: die Aktive Imagination

In der Praxis der Analytischen Psychologie spielte die Aktive Imagination immer eine zentrale Rolle, da sich Jung in vielen seiner Werke auf diese Methode als Quelle von unbewusstem Material bezog, das er dann weiterbearbeitete und ausdifferenzierte. Er beschrieb die Imaginationstechnik folgendermaßen:

> »Das Training besteht zunächst in einer systematischen Übung, in der Ausschließung der kritischen Aufmerksamkeit, wodurch eine Leere des Bewusstseins erzeugt wird, welche das Aufsteigen der bereitliegenden Fantasien begünstigt. Man macht sich die Stimmungslage möglichst bewusst, indem man sich rückhaltlos darein versenkt und alle auftauchenden Fantasien und sonstigen Assoziationen schriftlich fixiert. Patienten, die etwelche malerische oder zeichnerische Begabungen haben, können dem Affekt durch ein Bild Ausdruck verleihen. Auf eine technische oder ästhetisch befriedigende Darstellung kommt es dabei nicht an, sondern bloß darauf, dass der Fantasie Spielraum gewährt und im übrigen die Sache so gut wie möglich gemacht wird.« (Jung 1928, S. 93 ff.)

Etwas später in diesem Text heißt es: »Visuell Begabte haben ihre Erwartung darauf zu richten, dass sich ein inneres Bild herstellen werde, (...) akustisch-sprachlich Begabte pflegen innere Worte zu hören. (...) Andere vernehmen in diesen Momenten einfach eine ›andere‹ Stimme. (...) Es gibt wiederum andere Menschen, die innerlich weder sehen noch hören, aber ihre Hände haben die Fähigkeit, Inhalte des Unbewussten auszudrücken. (...) Relativ selten sind solche, deren motorische Begabungen einen Ausdruck des Unbewussten durch Bewegung, bzw. Tanz, ermöglichen. Noch seltener, aber ebenfalls verwendbar, ist automatisches Schreiben. (...) Diese Prozedur liefert ebenfalls sehr brauchbare Resultate. (...) Es ist aber von ausschlaggebender Wichtigkeit, dass der Patient die Fantasien vollständig erlebt und sie, insofern ein intellektuelles Verstehen zur Totalität des Ergebnisses gehört, auch versteht. Aber dem Verstehen möchte ich nicht den Vorrang einräumen. Der Arzt muss natürlich den Patienten zum Verständnis behilflich sein können, er wird und kann aber nicht alles verstehen und sollte sich vor Deutungskunststückchen tunlichst in Acht nehmen. Denn das Wesentliche ist in erster Linie nicht die Deutung und das Verstehen der Fantasien, sondern vielmehr ihr Erleben.« (ebd., S. 100)

Entwicklungslinien der Inneren Kindheit innerhalb der Theorie der Analytischen Psychologie

Jung beschäftigte sich im Wesentlichen unter zwei Gesichtspunkten mit dem Inneren Kind: Zum einen entwickelte er seine Gedanken zum Archetypen des Kindes, den er als »das göttliche Kind« bezeichnete. Er beschrieb ein zentrales Motiv, das die verschiedenen Mythologeme in sich vereinte:

- die besonderen Umstände der Geburt des Kindes
- die frühe Gefährdung: Verlassenheit und Aussetzung
- die besonderen Fähigkeiten: die Unüberwindlichkeit des Kindes
- der Hermaphroditismus des Kindes: die Gegensatzintegration
- die heilbringenden Kräfte des Kindes, die im weiteren Verlauf erlangt werden

Jung (1940) bezog sich im Wesentlichen auf das christliche Weihnachtsgeschehen und auf das Christus-Kind. Müller (1986) hat sich ausführlich mit den Werken von Michael Ende befasst und sich in diesem Zusammenhang intensiv mit dem Mythologem des »göttlichen Kindes« in der »Unendlichen Geschichte« auseinandergesetzt. Heute muss man sicher auch »Harry Potter« (Rowling 1997–2005) erwähnen: Auch hier sind die oben genannten Motive enthalten und machen einen Großteil der Anziehungskraft und Faszination der Geschichte aus. Insgesamt ist »Harry Potter« ein Entwicklungsroman eines »kindlichen Selbst« hin zu einem »adoleszenten Selbst« und birgt in sich alle Aspekte des Motivs des »göttlichen Kindes«.

Jung betonte, dass dieses grundlegende Muster des Inneren Kindes vor und jenseits der persönlichen Erfahrungen in der Psyche a priori existiert, die Lebens-

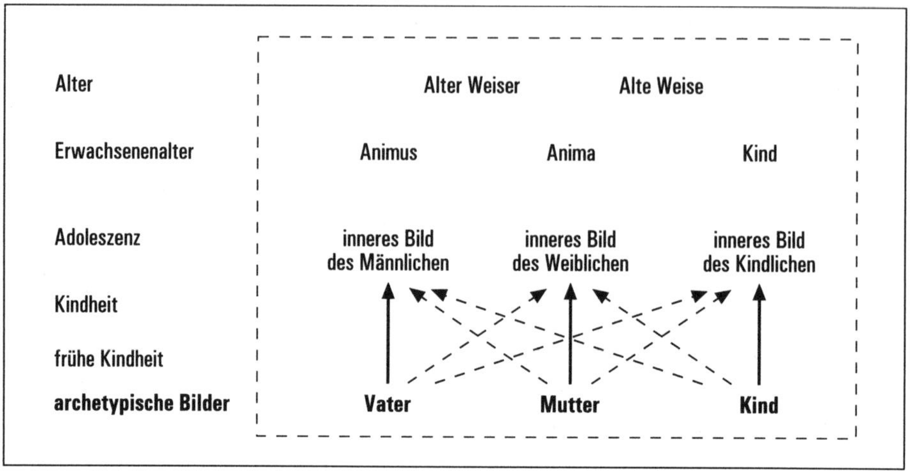

Abb. 1-3 Innere Bilder des Männlichen, Weiblichen und Kindlichen

erfahrungen des Kindes untergründig organisiert und auf ein Zentrum hin ausrichtet. Jung verstand das »göttliche Kind« als ein Symbol des zentralen Archetyps des Selbst, das insbesondere die werdenden Aspekte der Persönlichkeit und die Entwicklungspotenziale insgesamt repräsentiert. In diesem Sinne sah er die wesentlichen Themen des »göttlichen Kindes« in seinem »Zukunftscharakter«, genauer:

- in der Neubegegnung
- in der Neuorientierung
- in der ursprünglichen Lebendigkeit
- in der unschuldigen Neugier
- in den spontanen Kontaktmöglichkeiten im Zusammenhang mit einer vitalen Kreativität

Neben diesen positiv getönten Aspekten betonte Jung immer auch die existenzielle Bedrohung des frühen kindlichen Seins:

> »Kind bedeutet etwas zur Selbstständigkeit Erwachsendes. Es kann nicht werden ohne Loslösung vom Ursprung: die Verlassenheit ist daher notwendige Bedingung, nicht nur Begleiterscheinung.« (Jung 1940, S. 243)

In diesem Sinne führt das Symbol »Kind« auch auf den »Grund der Angst« (Giegerich 1989, S. 184). Jung nutzte in seinen Therapien diesen seelischen Bereich jenseits von persönlichen lebensgeschichtlichen Eindrücken, um – wie wir heute sagen würden – ressourcenorientiert latente innere Energien und Kräfte zu aktivieren und neue, konstruktive Zusammenhänge zu schaffen. Unter diesen Aspekten arbeitete er mit dem Motiv »Inneres Kind« in der Imagination (v.a. Aktive Imagination) und in der Traumarbeit. In seiner Arbeit schätzte er es, mit diesen Qualitäten des Inneren Kindes in Kontakt zu kommen, und betonte immer wieder die entwicklungsfördernden Seiten der kindlichen Anteile der Seele. Jung reflektierte daneben aber auch das existenzielle Ausgeliefertsein und die Ohnmacht des kindlichen Seins und setzte sich mit der grundsätzlichen Bedrohung in der Kindheit auseinander.

Da Jung natürlich auch ein »Kind seiner Zeit« war, nahm er die eigenen kindlichen Anteile sehr ambivalent wahr und musste auch oft sehr schamhaft und gedemütigt über seine »Identifikation mit dem Inneren Kind« berichten:

> »Nach unendlichem Widerstreben ergab ich mich schließlich darein, zu spielen. Es ging nicht ohne äußerste Resignation und nicht ohne das schmerzhafte Erlebnis der Demütigung, nichts anderes wirklich tun zu können, als zu spielen.« (Jung 1971, S. 177)

Leichter schien die Auseinandersetzung mit dem »äußeren Kind«. In seinem Aufsatz über Pädagogik (Jung 1923) zeigen sich viele Aspekte eines recht modernen Ansatzes der Fürsorglichkeit im Sinne von Einfühlung und Wertschätzung für die Realität des Kindes. Später befasste sich Neumann (1980) in seinem Buch »Das Kind« überwiegend mit den entwicklungspsychologischen Seiten der Kindheitsentwicklung, die er vor dem Hintergrund der oben beschriebenen archetypischen Konstellationen verstand.

Insgesamt scheint es aber so zu sein, dass sich Jung eher mit den erwachsenen inneren Gestalten befasst hat: nämlich mit dem inneren Gegenüber, das als Seelenführer und als Beziehungspartner (Anima/Animus) oder als weise, ratgebende Person (Alter Weiser/Alte Weise) in Erscheinung treten kann. Jung konzeptualisierte diese inneren Gestalten als symbolische Personifizierung der Beziehungsfunktion zu unbewussten Inhalten, die sich auch in der Beziehungsgestaltung zu anderen Menschen manifestiert. Aus der damaligen Zeit heraus scheint es mir verständlich, dass sich ein Mann aus eben dieser Zeit eher mit dem Inneren Mann und der Inneren Frau befasste und seine Beziehungsfunktionen im Dialog mit diesen Gestalten entwickelte als seine Beziehungsfunktionen im Umgang mit einem Kind zu erleben und zu differenzieren. Diese elterlichen Möglichkeiten der Beziehungsgestaltung sind aber der Beziehungsraum des Inneren Kindes. Die Identifikation mit der elterlichen Position dem Inneren Kind gegenüber war noch recht blass ausgebildet und als Beziehungsraum vom Erwachsenen zum Kind (sei es das eigene, das adoptierte oder das fremde) noch selten Gegenstand der Reflexion. Aus heutiger Sicht würden wir sicherlich eine gleichwertige Stellung dieser innerseelischen Kraftfelder vermuten (vgl. Abb. 1-3).

Obwohl sich Jung intensiv mit der Symbolik der Vereinigung der inneren Gestalten befasste (in »Die Psychologie der Übertragung«, 1946, und »Mysterium Coniunctionis«, 1955/56) und diese in vielen Einzelheiten sehr komplex darstellte, blieb er doch mehr oder weniger befremdet von dem Ergebnis der symbolischen Vereinigung der Gegensätze: Der zwiegeschlechtliche Hermaphrodit als Ziel der Coniunctio blieb ihm ein letztlich irritierendes Wesen. Aus der Sicht des erwachsenen Ich mit entsprechenden philosophischen und spirituellen Bezügen mag der Hermaphrodit ein adäquates Symbol sein und die Integration der Polarität auf einer höheren und damit auch sehr abstrakten, geistigen Ebene versinnbildlichen. Mir scheint es allerdings auch möglich, dass das Naheliegende quasi übersehen wurde: Das Ergebnis der Vereinigung von Mann und Frau ist ein Kind, das dann in seinem besonderen Beziehungsraum das Paar grundlegend wandelt – die Zweierbeziehung wird zu einer Dreierbeziehung, die elterliche Fürsorglichkeit dem Dritten gegenüber entsteht neu und induziert eine grundlegende Identitätsveränderung. Eltern werden eben dadurch zu Eltern, dass sie sich um ein »Drittes«, das Kind, kümmern. Was gegebenenfalls zuvor zwischen Mann und Frau eine Hinwendung zum Imaginalen war, transformiert sich nun zu einer Hinwendung zu einem realen Gegenüber, das sowohl Inneres und Äußeres verbindet. Vor 50 Jahren war der körperliche und seelische Kontakt zu den eigenen Kindern für einen Mann wahrscheinlich relativ wenig besetzt, sodass die mittelalterliche Symbolik (in der die Kindheit als realer Beziehungsraum wenig präsent war) zunächst als stimmig empfunden werden konnte. Aus meiner Sicht ist es heutzutage fast zwingend, zu folgern, dass das Produkt der Coniunctio eben nicht nur das androgyne innere Wesen, sondern auch das Innere Kind ist (und vielleicht auch das äußere). Diese Sichtweise wurde eigentlich erst durch die Ergebnisse der modernen Säuglingsbeobachtung und -forschung (Stern 1992; 1995; Dornes 1993) so belegt, dass sie mittlerweile weite Akzeptanz gefunden hat.

All diese Ideen sind in der Analytischen Psychologie zwar im Keim angelegt, konnten sich aber erst im Rahmen weiterer gesellschaftlicher Veränderungen manifest zeigen, ebenso wie sich auch die Rolle von Mann und Frau und die Rezeption der Beziehung zwischen den Geschlechtern weitgehend verändert haben. In diesem Kontext sei nur kurz auf die Kritik am Anima-Animus-Konzept von Jung verwiesen (z. B. Baumgart 1987).

Ausführlich hat sich Karin Asper (1988) in »Von der Kindheit zum Kind in uns« mit der Symbolik des Kindes in der Therapie auseinandergesetzt.

> »Träume handeln in der Regel nicht von unseren leiblichen Kindern, sondern von unserem Inneren Kind, vom Kind, das wir einst waren, von unseren spontanen Kindseiten und zukünftigen Möglichkeiten.« (Asper 1988, S. 9)

Asper versteht die »schöne Kindheit« auch und vor allem als eine Projektionsfläche für Sehnsüchte nach einem paradiesisch verklärten Urzustand bzw. Fantasien in Bezug auf diesen und betont die oft nur zu reale andere Seite der »bedrohten Kindheit«. In diesem Sinne meint sie, dass das Symbol »Kind« wie kaum ein anderes große Gegensätze in sich vereine. Beispiele für diese Polaritäten sind:

- Geborgenheit vs. Ausgeliefertsein
- Kreativität vs. Infantilität
- Offenheit vs. Naivität

Neben der Auseinandersetzung mit den Grundmotiven der Kindheit im Mythos des »göttlichen Kindes« betont sie den Beziehungsraum, der immer zum Motiv des »Inneren Kindes« hinzugedacht werden müsse:

»Das symbolische Kind verweist uns aber ganz entschieden auf eine ihm angemessene Einstellung oder Begleitung. Wir müssen seinem noch unbestimmten Gehalt stete Beachtung, Pflege, die Hingabe und bedingungslose Liebe entgegenbringen. (…) In diesem Sinne ist das Kind der vornehmste Träger des Selbst. (…) Gerade (hierbei) ist es wesentlich, sich bei der Auslegung nicht allein auf das Kind als einen Inhalt fixieren zu wollen, sondern auch und vor allem die Notwendigkeit der angemessenen Pflege des Kindes zur Kenntnis zu nehmen. Das Kind als ein Selbstsymbol im Traum bedeutet einen schwer zu fassenden Inhalt, einen Inhalt, der mehr, als dies bei anderen Symbolen der Fall ist, eine mitgehend-liebevolle Einstellung fordert.« (ebd., S. 121)

Während in der klassischen jungianischen Theoriebildung der Kern eines Komplexes als archetypisch gesehen wird, das heißt jenseits der persönlichen biografischen Erfahrung, postulierte Dieckmann, »auch in die Kernelemente eines Komplexes ganz bestimmte frühkindliche persönliche Elemente in der Theorie einzubeziehen und diese nicht nur auf die Schale des Komplexes zu beschränken« (Dieckmann 1991, S. 127). Damit wird eine Brücke zwischen tiefenpsychologischer, lebensgeschichtlich orientierter Arbeit und den allgemein menschlichen Strukturen des Bewusstseins geschlagen, die auch jenseits von destruktiven persönlichen Erfahrungen in die Therapie mit eingebunden werden können. Diese lebensgeschichtlichen Dimensionen der archetypischen Kernelemente der Komplexe scheinen mir besonders wichtig, da so offen bleiben kann, ob frühe, auch unbewusste, positive Erfahrungen in der ressourcenorientierten Arbeit genutzt werden können oder ob dies archetypische Strukturen sind, die jenseits früher persönlicher Erfahrung liegen.

In Therapien kann es durchaus eine Rolle spielen, dass über die Arbeit mit archetypischen Motiven positive lebensgeschichtliche Erinnerungen erschlossen werden können, die so in den Kontext der eigenen Biografie integrierbar sind. Archetypische Anteile eröffnen auch den Weg zu spirituellen und interkulturellen Bezügen, wie sie zum Beispiel in der Trauma-Arbeit genutzt werden. Die prinzipielle Gleichwertigkeit beider Ansätze in der Praxis wird meiner Ansicht nach noch zu wenig gesehen, insbesondere die Wechselwirkungen, die zwischen beiden Aspekten des Kernbereichs der seelischen Beziehungsgestalten genutzt werden können. So ist es beispielsweise möglich, dass wiederbelebte lebensgeschichtlich frühe Erfahrungen das Tor zu archetypischen Erfahrungen öffnen können und umgekehrt archetypische Erfahrungen neue lebensgeschichtliche Räume erschließen lassen (Bolle 1991). Diese Wechselwirkungen bestimmen letztlich, welche archetypischen Motive oder welche Grundgestimmtheiten im Sinne von frühen Beziehungserfahrungen als emotional bedeutsam erlebt werden können und welche nicht.

Grundsätzlich kann man sagen, dass das Motiv »Kind« in der Analytischen Psychologie auf zwei Ebenen bearbeitet wird:

- Auf der **Objektstufe** wird das Traummotiv »Kind« als Repräsentation von anderen äußeren Objekten näher untersucht, sei es symbolisch oder konkret.

- Auf der **Subjektstufe** wird das Traummotiv »Kind« als Symbolisierung von inneren Eigenschaften und Haltungen verstanden.

In ihrem Buch über Traumdeutung haben Whitmont und Perera dieses subjektstufige Verständnis anschaulich beschrieben:

> »Ein Mann beispielsweise, der sich bewusst für fürsorglich und hilfsbereit hielt, träumte: ›Ich werde gebeten, ein verletztes Kind zu retten. Anstatt an den Schauplatz des Leidens zu gehen, schicke ich mein Taschentuch hin.‹ (...) Unter einigen Schwierigkeiten (...) erkannte er, dass der Traum, humorvoll und sarkastisch, ein getreues Abbild davon lieferte, wie sein Ich sich weigerte, die Verantwortung zu übernehmen, indem es die wirkliche Fürsorge für sein eigenes ›Inneres Kind‹ durch eine großspurige leere Geste ersetzte.« (Whitmont u. Perera 1992, S. 33)

Whitmont und Perera betonen im weiteren Verlauf die beiden wichtigen Fragen, die im Zusammenhang mit dem »Kind als Symbol im Traum und Imagination« eine besondere Rolle spielen: Zum einen gehen sie der Frage nach, welche wichtigen lebensgeschichtlichen Ereignissen zum Zeitpunkt der Geburt (bzw. Zeugung) des Inneren Kindes wirksam waren (war beispielsweise das Kind im Traum 6 Jahre alt, wäre die Frage: »Was war in Ihrem Leben vor 6 bis 7 Jahren wichtig?«). Damit wird der Zusammenhang zur Entstehung eines seelischen (Komplex-)Themas hergestellt und die innere Realität in einen sinnvollen Zusammenhang mit der erinnerten Lebensgeschichte gestellt. Aus meiner praktischen Erfahrung ist dies eine äußerst hilfreiche und in ihrer Wirkung immer wieder überraschend treffende Fragestellung.

Die andere Fragerichtung zielt auf die biografischen Kindheitssituationen im Alter des Inneren Kindes ab, so wie es im Traum oder der Imagination auftaucht (»Was war im Alter von 6 Jahren wichtig?«). Auch hier ist die emotional bedeutsame Verbindung zwischen Innenwelt und Außenwelt durch die Lebenserinnerungen wichtig.

Die Ich-stützende und -stabilisierende Funktion in der Amplifikation versteht Whitmont ebenfalls unter dem Aspekt der Fürsorglichkeit für das Innere Kind. Neben der klassischen Freien Assoziation aus der Psychoanalyse ist die Amplifikation eine Intervention der Analytischen Psychologie, bei der emotional hoch geladenes seelisches Erleben in den Kontext von bekannten Narrativen (Mythen, Geschichten, Filmen etc.) gestellt wird und so gehalten werden kann.

> »Amplifikation kann einen sehr fragilen Ich-Zustand abstützen. (...) Sie kann (...) dazu dienen, eine (...) notwendige Atmosphäre zu schaffen, die dadurch bestimmt ist, dass die Eltern/der weise Geschichtenerzähler/der Heiler das verwirrte und verletzte ›Kind‹/den Patienten sicher halten.« (Whitmont u. Perera 1992, S. 151)

Hier wird angedeutet, was ich später noch weiter ausführen möchte, dass nämlich der Beziehungsraum durchaus Qualitäten der fürsorglichen Haltung gegenüber dem Patienten im Innere-Kind-Zustand symbolisieren kann.

Das Innere Kind kann auch in den geführten und therapeutisch begleiteten Imaginationen angesprochen werden. In der Tradition der Analytischen Psychologie hat sich hier insbesondere Schwartz-Salant mit dem imaginalen Raum befasst. Dies hat er überwiegend unter den Aspekten der Imagination einer unbewussten Paardynamik im Kontext der therapeutischen Beziehung getan, dabei bezog er sich u. a. explizit auf das Innere Kind:

> »Ich forderte Jim auf, seine Aufmerksamkeit ganz auf seine Angst zu richten. Sobald er sich auf seine Angstgefühle konzentrierte, begann ich ein kleines Kind in ihm zu *sehen*. Auch er konnte ein inneres, vier Jahre altes Kind imaginieren, dass sich an seine Kindheitsumgebung anzupassen schien, aber trotz seiner hervorragenden Leistungen in Wirklichkeit ängstlich, verwirrt und sich aller seiner Gefühle unsicher war. Das Leben war für dieses vier Jahre alte Kind ein Spiel ums Überleben. (…) Ich sagte ihm, dass er, wenn er das Kind imaginal in seiner Nähe behalten könnte, auch näher mit seinem eigenen Körper verbunden wäre. (…) Patient und Therapeut müssen sich imaginal um das Kind kümmern und direkt zu ihm sprechen, um dieses Innere Kind erfolgreich an das Ich anzubinden. (...) Jim konnte den Kontakt zu dem Kind mehrere Wochen lang aufrechterhalten.« (Schwartz-Salant 1991, S. 118)

Integrationen

Der Terminus »Inneres Kind« erscheint in der Analytischen Psychologie erst in den späten 70er-Jahren, das heißt durchaus im Zusammenhang mit den anderen Strömungen in der Psychotherapie. Ich gehe davon aus, dass die Analytische Psychologie die Entwicklung und Konzeptualisierung wichtiger Ansätze in der humanistischen Psychologie (Gestalt, Psychodrama, Körper-Arbeit etc.) implizit beeinflusst hat. Sicherlich haben diese Methoden ebenfalls Impulse für die Weiterentwicklung der jungianischen Psychologie gegeben. Mir ist nicht bekannt, inwieweit sich die Transaktionsanalyse (TA) auf Jungs Gedanken beziehen lässt, aber Wechselwirkungen scheinen mir eher nahe liegend zu sein. Die Konzepte vom Eltern-Ich, Erwachsenen-Ich und Kind-Ich aus der Transaktionsanalyse sind den Vorstellungen der Analytischen Psychologie sehr ähnlich. Wie oben dargestellt, versteht sich die Analytische Psychologie prinzipiell als eine interdisziplinäre und integrative Methode, die sich offen für Weiterentwicklungen aus benachbarten Wissensbereichen zeigt. Insbesondere die moderne »Arbeit mit dem Inneren Kind« weist viele immanente Bezüge zu Grundpositionen in der jungianischen Psychologie auf und steht diesem Ansatz daher relativ nahe.

Komplexe werden in der Analytischen Psychologie als verdichtete Organisationsmuster inneren Erlebens verstanden, die wesentlich durch persönliche Lebens- und Beziehungserfahrungen geprägt werden. Die Erlebnis-Engramme ordnen psychische Inhalte themenbezogen und sind dem Bewusstsein durch interaktionale Handlungsmuster, aber auch als innere Gestalten in Träumen oder Fantasien zugänglich. Diese Vorstellung stehen inhaltlich in enger Verbindung zum Konzept der RIGs (Representated Interactions that have been Generalized, Stern 1992) und zu Sterns Gedanken zu den protonarrativen Hüllkurven, die sich auf vorsymbolische Muster von Interaktionen beziehen.

Die Komplex-Gestalten in ihren unterschiedlichsten Facetten (z.B. das »Kind«, die »Anima« oder der »Alte Weise«) werden als allgemein menschliche Struktur gedacht, und die Analytische Psychologie geht davon aus, dass bei allen Menschen ähnliche psychische Themenfelder das innere Erleben organisieren. Personen, die in Imaginationen oder Träumen auftreten, können unter dieser Perspektive als kreative, symbolische Verdichtungen und thematische Vernetzungen von Interaktionserfahrungen verstanden werden. In der Analytischen Psychologie hat es eine lange Tradition, den Dialog mit diesen inneren Gestalten zu fördern. In der Aktiven Imagination beispielsweise wird der kontinuierliche Prozess der Beziehung zu diesen inneren Personen, denen man einen autonomen, eigenständigen und vom Bewusstsein unabhängigen Charakter zuspricht, große Bedeutung gegeben. In der Aktiven Imagination macht man sich über viele Sitzungen hinweg mit den Traumgestalten vertraut, begegnet ihnen immer wieder, differenziert den Dialog mit ihnen und dokumentiert die Mitteilungen sorgfältig. Es wird auch explizit dazu angeregt, diese Aufzeichnungen künstlerisch auszugestalten und auf symbolischer Handlungsebene weiterzuentwickeln. Ein Schwerpunkt liegt weiterhin darauf, die Inhalte der Imaginationen oder Träume auf ihre Bedeutung für das persönliche Alltagsleben hin zu untersuchen und an einer Integration der Gesichtspunkte zu arbeiten, die von den Traumgestalten mitgeteilt wurden.

C. G. Jung sah hierin sogar die besondere ethische Anforderung an den Umgang mit Imaginationen, die er für eine »innere Umwelt« hielt, die es wahrzunehmen galt und die Erfahrungen, die man in ihr machte, als wirkliche Erfahrung anzuerkennen. Der Charakter der *Wirk*-lichkeit wird den Imaginationen vor allem deswegen zugeschrieben, weil die Übersetzung und Integration des Traum-Erlebens in das Alltagsleben reale Konsequenzen für die Persönlichkeitsentwicklung hat und in diesem Sinne *wirk*-lich ist.

Diese Ideen lassen sich nahtlos zur aktuellen Innere-Kind-Arbeit in Beziehung setzen. Auch hier werden die Erlebnisse, die in den Übungen erfahren werden, als sinnvoll-strukturbildend gesehen. Die Umsetzung und Weiterführung der Übungserlebnisse in den konkreten Alltagskontext der Patienten steht hier ebenfalls im Vordergrund.

Der Beitrag der Analytischen Psychologie ist in diesem Zusammenhang vor allem darin zu sehen, die Perspektiven des »Life long learning« zu betonen: also die Bereicherung des Lebens durch eine langfristige und nachhaltige aktive Bezogenheit zu inneren Gestalten. Jung betonte zudem oft, dass sich das bewusste Ich als ein dialogisches Gegenüber zum Unbewussten verstehen sollte, das sich seinerseits den unbewussten Inhalten und den symbolischen inneren Gestalten abgegrenzt annähern sollte. Er warnte wiederholt vor der Gefahr der Überflutung (Inflation) durch das Unbewusste. Die immanente Verwandtschaft zu den strukturierenden Übungen in der Innere-Kind-Arbeit wird hier deutlich.

In der Analytischen Psychologie lassen sich meiner Ansicht nach grundsätzlich zwei Verständnisebenen für Interventionen und deren Bezug auf seelische Inhalte unterscheiden:

- Subjektstufe und Objektstufe
- Amplifikation und Assoziation

Die zentrale Bedeutung des Komplex-Konzeptes führte rasch zu einem tieferen Verständnis innerer Muster und Repräsentationen von wichtigen Beziehungserfahrungen. In der subjektstufigen Arbeit begründete sich schon früh die prinzipielle Bedeutung der dialogischen Auseinandersetzung mit inneren Bildern (vor allem Aktive Imagination) und wurde auch methodisch etabliert. Die Vorstellung des inneren Dialogs und der daraus entstehenden Entwicklungsmöglichkeiten von seelischen Fähigkeiten sowie die Entwicklungsförderung auf der Symbolebene selbst lassen sich ohne Schwierigkeiten in Verbindung mit psychoedukativen und übenden Verfahren setzen. Dennoch zeichnet sich die Analytische Psychologie als psychoanalytisches Verfahren besonders durch die Gewichtung der therapeutischen Beziehung in ihren unterschiedlichen Facetten der Übertragung und Gegenübertragung aus.

Ich glaube auch, dass die jungianische Vorstellung des Selbst als ein **inneres Bild der seelischen und persönlichen Ganzheit** (als Ergänzung zur psychoanalytischen Auffassung des Selbst als ein vorrangiges System der Selbstwertregulierung) relativ leicht in Beziehung zur ressourcenorientierten Arbeit zu bringen ist: Die inhaltlichen Bezüge zu weltanschaulichen und religiösen inneren Bildern werden zunehmend auch in den theoretischen Diskurs in der Psychotherapie-Entwicklung mit einbezogen.

Die Analytische Psychologie hat sich umfassend mit der Symbolik des Selbst auseinandergesetzt und versteht das Selbst und seine Differenzierungen als das zentrale Thema der Psychotherapie. Das »Kind« wird vor allem als Symbol der wachstumsorientierten Aspekte des Selbst gesehen. Daher wird auch verständlich, dass die Arbeit mit dem Symbol »Kind« immer eine große Bedeutung in der Entwicklung der Analytischen Psychologie hatte.

In der Abbildung 1-4 werden die bisher genannten Selbst-Konzepte nach Stern, Jung und der Transaktionsanalyse zusammenfassend zueinander in Beziehung gesetzt, um den Erlebnisraum des Inneren Kindes begrifflich weiter einzugrenzen und darzustellen. Dabei lassen sich die Vorstellungen eines **reifen Selbst** und eines **werdenden Selbst** gegenüberstellen. Die **Selbstwahrnehmung des erwachsenen Menschen** bezieht sich bewusst zumeist überwiegend auf die narrativen und reifen Aspekte des Selbst, und die in Entwicklung begriffenen Anteile oder unreifen Seiten des Selbst sind weitgehend symbolisiert und treten in der Bedeutung als direktes Organisationsprinzip eher zurück. Die narrative Organisation des Selbst steht in einem engen Bezug zum Erwachsenen-Ich.

Im **Erlebnisbereich des Inneren Kindes** stehen die frühen Strukturen des Selbst im Vordergrund: Das auftauchende Selbst, das Kern-Selbst und das interaktionelles Selbst wären somit die vorrangigen Erfahrungsqualitäten des Kind-Ich.

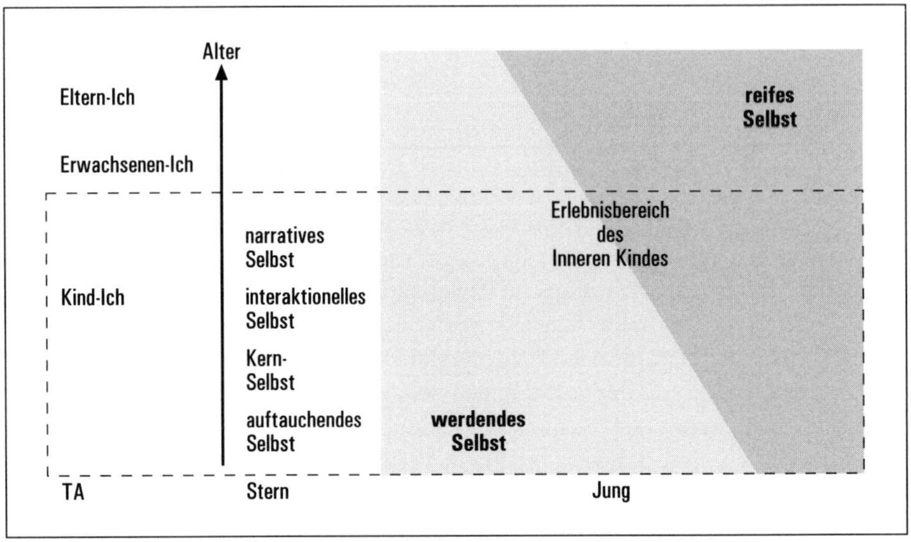

Abb. 1-4 Selbst-Konzepte und Inneres Kind (TA = Transaktionsanalyse)

Aber auch schon auf frühen Stufen der Selbst-Entwicklung lassen sich Bereiche einer stabilen Selbst-Struktur beschreiben, die sich dann im Verlauf der Differenzierung der psychischen Funktionen immer weiter ausweiten und an Bedeutung zunehmen. Daher wird auch der Dialog zwischen den reifen und den unreifen Anteilen (z. B. Eltern-Ich und Kind-Ich) betont.

Bedeutsam scheint mir, dass auf allen Stufen der seelischen Organisation die Aspekte des werdenden Selbst und des reifen Selbst repräsentiert sind. Das bedeutet vor allem, dass es für den Erwachsenen von großer Bedeutung ist, sich mit den werdenden Seiten seines Selbst in Beziehung zu setzen, da sich wichtige, ganzheitlich seelisch-körperliche Wahrnehmungen vor allem über frühe Organisationsstrukturen vermitteln können.

Über die Rezeption des archetypischen Motivs des »göttlichen Kindes« haben sich in der Weiterentwicklung der Analytischen Psychologie viele Verbindungen zur aktuellen Innere-Kind-Arbeit herausgebildet.

An dieser Stelle möchte ich noch einmal kurz die Arbeit mit Imaginationen hervorheben, die in der jungianischen Tradition recht gut mit einer »Reise in das Innere Ausland« umschrieben werden könnte. Damit ist gemeint, dass es sich um eine innere Wirklichkeit handelt, die in einem lebenslangen konstruktiven Bezug dialogisch einbezogen und integriert werden muss. Das Konzept des »Individuationsprozesses« beschreibt die Entwicklung des Selbst als einen nie endenden Lebens- und Lernprozess, der kreative und innovative Lösungsstrategien erfordert. Insofern werden auch die Grenzen zu einer neuen Philosophie der Lebenskunst (Schmidt 2004) generell überschritten.

1.3 Inneres Kind ... und jetzt?

Nach diesem Rückblick auf die jungianische Familiengeschichte und die Ahnenreihe des Inneren Kindes möchte ich mich nun mehr mit den praktischen Aspekten der »Arbeit mit dem Inneren Kind« im Kontext der Analytischen Psychologie zuwenden. Vorangestellt sei ein persönliches Beispiel für den Umgang mit inneren kindlichen Zuständen, so wie sie dem Erwachsenen gegenüber erscheinen. Ich habe dabei versucht, den Resonanzen des »Kind-Themas« in mir nachzuspüren, so wie sie sich in meiner Haltung zu den Aufgaben des »beruflichen« Lebens widerspiegeln, und mich gefragt, welche Auswirkungen auf die Beziehungen und die grundsätzlichen Aspekte der Kreativität dabei deutlich wurden.

Beim Schreiben dieses Textes ist mir immer deutlicher geworden, wie groß die Spannungen zwischen dem »erwachsenen«, rationalen Bearbeiten und den »kindlicheren«, spielerischen und wohl auch lustvolleren Möglichkeiten der Auseinandersetzung mit diesem Thema sind. Ich habe zwar zunächst gerne zugesagt, diesen Artikel zu schreiben, weil ich in meiner analytischen Arbeit viel mit dem »kindlichen Raum« befasst bin und weil mir die modernen Konzepte der Innere-Kind-Arbeit eine große Bereicherung meines therapeutischen Instrumentariums geworden sind. So weit, so einfach: Aber dann kam die mühevolle Umsetzung von dem, was sich zunächst spielerisch fantasiert »irgendwie gut« anfühlte. Es brauchte viel Struktur, Gespräche mit Freunden und Kollegen und viel Disziplin, um einen Raum für das Nachdenken und Niederschreiben zu finden – in einem Alltag, der von Familie und Beruf geprägt ist. Mir wurde allmählich klar, wie viel Mühe eben notwendig ist, um das »einfache Tun« in eine Sprache zu fassen, die konzeptionell sinnvoll eingebunden ist, aber auch noch etwas von dem mitteilt, was eigentlich zuvor erlebt und gehandelt wurde. Insofern hatte mich das Thema sehr bald eingeholt, und das Verfassen der Gedanken beim Schreiben hatte seinen inneren Gegenpol in dem Verfassen der Gedanken beim Tun gefunden. Die Geburt des Textes (als Inneres Kind) benötigte ebenso viel Fürsorglichkeit und Struktur, wie die gute Begleitung des inneren Zustands von kreativer und spielerischer Auseinandersetzung mit dem Thema. Es ging um die elterliche Haltung dem Text gegenüber und gleichfalls um die elterliche Haltung dem inneren Zustand gegenüber, der zu diesem Text führen sollte und – das kam noch hinzu – eben auch um das Verständnis für das »Alles auch einmal sein lassen ... und nur spielen«. Das führte mich zu der typischerweise irritierenden und ängstigenden Position: Kann denn aus einem Zustand des Nur-Spielens auch wieder etwas Zielgerichtetes spontan entstehen, oder wird sich das Spielen im Sinnlosen verlieren?

Dies alles sind die zentralen Fragen im Umfeld des Umgangs mit dem Inneren Kind, so wie sie auch in den Therapien auftauchen. Ich glaube, dass eine zentrale Domäne einer psychoanalytisch orientierten Arbeit mit dem Inneren Kind darin besteht, diesen verschiedenen Spuren des »kindlichen Erlebens« im gesamten Umfeld der **Beziehung zu sich** und der **Beziehung zu anderen** in ihren verschiedenen Abstufungen und Tönungen nachzuspüren.

In meiner psychotherapeutischen Arbeit geht es nicht nur (aber, je nach Strukturerfordernissen bei den Patienten, eben auch) um Übungen mit dem Inneren Kind, sondern es geht um eine reflektive Haltung gegenüber den verschiedenen »kindlichen« oder »kindähnlichen« Erfahrungsmöglichkeiten innerhalb des therapeutischen Rahmens. So verstanden kann das Innere Kind als Inneres Gegenüber (in Imaginationen oder auch Übungen) auftauchen, als Symbolgestalt in Träumen oder Narrationen oder auch als Handlungsgestalt bzw. »Szene« im Aktionsraum der Therapie. Der kindliche Erfahrungsraum würde dann auch alles spielerische und kreative Handeln in der Therapie umfassen. Der direkt handelnde und vielleicht auch agierende Umgang mit sich und der Umwelt und das Vermögen, im eigenen Tun in der immanenten Präsenz eines bedeutsamen Anderen versinken zu können, wäre ebenso gemeint wie alle Prozesse der Spiegelung und Resonanz. Joseph Beuys hat den traditionellen Kunst-Begriff erweitert, indem er nicht mehr das konkrete Bild mit seinen sichtbaren Inhalten in den Vordergrund seines Schaffens stellte, sondern den Prozess der schöpferischen Arbeit selbst und den Bedeutungskontext, der jenseits der sichtbaren Symbolik liegt. Er wollte Kunst nicht mehr auf die bekannten und vertrauten Materialien und Techniken beschränkt sehen, sondern er öffnete den Raum jenseits der traditionellen Formen: Sämtliche Materialien wurden zu Ausgangsmöglichkeiten von künstlerischen Prozessen. Biologische Wandlungsprozesse, elementare Erscheinungen waren ebenso wie seelische, immaterielle Prozesse Gegenstand seiner Arbeiten. Er ging sogar so weit, die Arbeit am eigenen Leben und die Arbeit an der Gesellschaft als eine Form der Kunst zu betrachten (soziale Plastik). Im Sinne einer kleinen Hommage an Beuys möchte ich einen »erweiterten Inneres-Kind-Begriff« vorschlagen, in dem nicht nur die traditionellen Konzepte der Innere-Kind-Übung und der konkreten Imagination des Inneren Kindes im Vordergrund stehen, sondern sich die Öffnung zu allen Ebenen des kreativen Ausdrucks von seelischen Erfahrungen jenseits und diesseits der Sprache vollzieht. Kreatives Handeln wäre dann eine aktiv erlebte Teilhabe am Inneren Kind, und spielerisches Tun wäre in einem Kontinuum zwischen kindlichem Selbst-Ausdruck einerseits und erwachsener Schöpferkraft andererseits angesiedelt. Winnicott wies auf die direkte Entwicklungsreihe »von Übergangsphänomenen zum Spielen, vom Spielen zum gemeinsamen Spielen und von hier zum kulturellen Erleben« hin (Winnicott 1995, S. 63). Dieser »intermediäre Erfahrungsbereich«, in dem das Spielen stattfindet, ist für ihn auch der spätere Ort (potential space) von Kunst, Religion und Weltanschauung.

Mit all diesen verschiedenen Ebenen und Aspekten des Inneren Kindes in Beziehung zu treten ist im Rahmen einer Langzeittherapie nötig. Es scheint mir durchaus möglich, dass in stationären Kriseninterventionen oder auch in der Kurzzeittherapie psychoedukative und/oder übende Verfahren im Vordergrund stehen, während in Langzeittherapien eher komplexe Interaktionen zwischen diesen verschiedenen Ebenen der Innere-Kind-Arbeit beachtet werden müssen. Hier scheint mir sehr nahe liegend, dass die seelische Struktur, aber auch die Thematik der Patienten zu unterschiedlichen Herangehensweisen und umsichtig differenzierten Abstufungen in der Innere-Kind-Arbeit führen.

Aus der Sicht der Analytischen Psychologie trägt insbesondere die therapeutische Beziehung wesentliche Züge der elterlichen Fürsorge, so wie sie sich in empathischer Zuwendung, aber eben auch in der Strukturierung und Auseinandersetzung mit der Thematik der Patienten konstellieren kann. Auf den folgenden Seiten möchte ich die wesentlichen Perspektiven des »Raumes des Inneren Kindes«, so wie sie sich mir in meiner praktischen Erfahrung darstellen, etwas näher betrachten.

Zum besonderen Erfahrungsraum des Inneren Kindes

Aus meiner Sicht sind in der Analytischen Psychologie grundsätzlich verschiedene Ebenen des Zugangs zum Inneren Kind zu differenzieren. So wie Stern (1992) die beiden Bereiche der Selbst-Entwicklung in »Selbst mit sich« und »Selbst mit anderen« unterschied, kann die Arbeit mit dem Inneren Kind ebenfalls in Bezug zu diesen beiden Bereichen gestellt werden. Meines Erachtens liegt diese Verbindung zu frühen Phasen der seelischen Entwicklung auch für die Arbeit mit dem Symbolraum des Kindes nahe, so wie er sich im Symbol des »werdenden Selbst« zeigt.

Dissoziierter Zugang

Das Erleben ist hier getrennt (dissoziiert) in einen erwachsenen, beobachtenden, aber auch handlungs- und steuerungsfähigen Ich-Anteil und einen kindlichen, auf eine innere Symbolgestalt projizierten Anteil. Das Innere Kind wird als ein Gegenüber wahrgenommen, zu dem dialogisch Kontakt aufgenommen wird: in Imaginationen, Traumbildern, als Fantasie oder auch im Sinne eines narrativen Themas. Hier wird vor allem der Raum des »Selbst mit anderen« berührt.

Assoziierter Zugang

Bei diesem Zugang stehen die Verbindung (Assoziierung) und die Identifikation mit dem Inneren Kind im Vordergrund: Die Welt wird aus der Erlebensperspektive des Kindes wahrgenommen, sei es als Spiel in der Therapie, als Malen und Gestalten, als Musizieren oder auch als Handeln (bzw. Ausagieren). Wichtig ist hier die gefühlsbetonte, ganzheitliche Erfahrung, die über rein sprachliche Kategorien hinausgeht. Entsprechend besteht in diesem Zugang eine Beziehung zum »Selbst mit sich«.

Integrativer Zugang

Je nach therapeutischer Situation und entsprechend der psychodynamischen Thematik kann der Therapeut zwischen den beiden oben genannten Möglichkeiten der Arbeit mit dem Inneren Kind wählen. Dabei kann es in einer Sitzung zum Wechsel der Perspektive und in längeren Therapien auch zu unterschiedlichen Schwerpunkten während des Verlaufs kommen. In der Praxis durchdringen diese Ebenen einander auf vielfältige Weise – doch ich glaube, dass es sinnvoll ist, sie konzeptuell unterscheiden zu können, da sich aus dieser Differenzierung unterschiedliche Interventionsmöglichkeiten ableiten lassen. Je nach innerer Struktur und Psychodynamik des Patienten kann es sinnvoll sein, den assoziativen oder dissoziativen Aspekt zu betonen oder die Integration beider Zugänge zu fördern.

Dem Inneren Kind begegnen … Dissoziierte Zugänge

Tritt das »Kind« als Gegenüber in Träumen spontan auf oder wird es in der »Aktiven Imagination« oder in Gestaltungen aufgesucht, so bieten sich die bereits oben angedeuteten Interventionsmethoden an, um hier weiterzuarbeiten. Wie bei jeder anderen Ausdrucksform des Unbewussten kommen in der Analytischen Psychologie verschiedene Perspektiven der Bearbeitung zum Tragen:

- auf der Objektstufe
  - Objektbeziehungsaspekte
  - Übertragung und Gegenübertragung
  - traumazentrierte Aspekte
- auf der Subjektstufe
  - psychogenetische Aspekte
  - psychodynamische Aspekte
  - konfliktdynamische Aspekte
  - Ich-psychologische Aspekte
  - traumazentrierte Aspekte
  - selbstpsychologische Aspekte
  - strukturorientierte Aspekte
- als Symbol
  - Bedeutungsumfeld des Symbols
  - Symbolentwicklung und Symboldifferenzierung
  - Gestaltung und Ausdruck

Aus der tiefenpsychologisch fundierten Psychotherapie und aus der Praxis der Psychoanalyse sind die verschiedenen Interventions- und Begleitungstechniken hinreichend bekannt. Meist liegt der Schwerpunkt auf dem Dialog mit dem Inneren Kind, sei es in der Imagination selbst (z. B. in der Katathym-Imaginativen Psychotherapie [KIP] mit der Motivvorgabe »Kind«) oder aber in der Bearbeitung eines Nachttraums. Im Rahmen der therapeutischen Beziehung ist es möglich, eine Ausdifferenzierung der Selbstfürsorglichkeit über die strukturbildenden Prozesse in der dissoziativen Arbeit mit dem Inneren Kind zu fördern. Hier kann auch die Wahrnehmung eigener kindlicher Bedürfnisse des Patienten aus der begleitenden Haltung des Therapeuten heraus wahrgenommen, gefördert und strukturiert werden. Die öfter auftauchenden entwertenden Tendenzen des erwachsenen Bewusstseins können so in der Beziehung entschärft und bearbeitet werden. Welchen Symbolcharakter und welche Gestalt das Innere Kind im Zusammenhang mit der jeweiligen innerseelischen Landschaft des Patienten hat, ergibt sich aus dem therapeutischen Prozess.

So wie ich meine Arbeit verstehe, liegt ein besonderes Gewicht auf den steuerungsfähigen und handlungsfähigen Persönlichkeitsanteilen, die sich inneren Repräsentanzen von bedürftigen, abhängigen oder auch – um es positiver zu formulieren – sehr auf Beziehung angewiesenen seelischen Anteilen zuwenden. Prinzipiell steht dabei ein dialogisches Prinzip im Vordergrund, eben ein aktiver Dialog mit dem Inneren Kind. Wesentlich ist dabei, dass die Gestalt des Inneren Kindes in einem sicher etablierten inneren Symbolraum wahrgenommen werden kann, sodass es als ein »Gegenüber« erlebbar wird.

Unter dem Aspekt der Symbolisierungsförderung und der Symboldifferenzierung ergeben sich auf der Beziehungsebene deutliche Entwicklungen in der Fähigkeit, zu sich selbst und zu anderen in fürsorglichen Kontakt zu treten. Diese Aspekte können in der therapeutischen Beziehung probeweise gehandelt und von hier aus auch im Alltag zunehmend integriert werden.

Ich glaube, dass die Förderung dieser therapeutischen Ich-Dissoziation in eher erwachsene Ich-Anteile und Kind-Ich-Anteile sehr hilfreich ist, zumal auch das Symbol »Kind« selbst einen deutlich angstmindernden Effekt hat: Vielen Patienten ist es relativ einfach möglich, Inneren Kindern gegenüber eine freundlich-zugewandte Haltung einzunehmen. Das Symbol eignet sich in besonderer Weise für eine integrative Arbeit, weil das Kindchen-Schema kulturübergreifend (und sogar auch weit über die Grenzen der eigenen Spezies hinweg) ein großes emphatisches Potenzial enthält. In diesem Sinne kann das Motiv des Kindes sicher als ein archetypisches Motiv verstanden werden.

Das »Kind« als Symbol verweist zwar auf ambivalente seelische Inhalte (kindlich vs. kindisch), die so nicht direkt dem als erwachsen identifizierten Bewusstsein angehören. Aber seelische Inhalte, die im Kind symbolisiert sind, werden als prinzipiell wachstumsfähig wahrgenommen. Damit erschließt sich ein besonderer, vor allem entwicklungsfördernder Beziehungsraum, der sich in psychoanalytisch orientierten Therapien als sehr fruchtbar erweist. Er kann sich im Verlauf als direkte Selbstfürsorglichkeit zeigen oder sich aber auch in wichtigen Aspekten in der therapeutischen Beziehung abbilden und hier konstelliert werden. In diesem Sinne kann die strukturierende und empathische therapeutische Beziehung ebenso für eine Integration von selbstfürsorglichen Anteilen genutzt werden wie die Erfahrungen der Selbstfürsorglichkeit auf der Symbolebene selbst (wie etwa in einer Imaginationsübung zum Inneren Kind).

In der Praxis der Langzeittherapie sind das fließende Wechselspiel und die auch oft sehr feine Resonanz zwischen den erwachsenen Ich-Zuständen und in den inneren Bildern von Kind-Zuständen therapeutisch sehr bedeutsam. Dabei kommt es immer häufiger vor, dass mir Patienten in der Sprechstunde begegnen, die umfangreiche Erfahrung in Übungsprogrammen mit dem Inneren Kind und auch mit »Stabilisierungsübungen« haben und in der Langzeittherapie hoffen, dass sich diese Erfahrungen vertiefen und im Leben integrieren lassen. Ich höre auch immer wieder, dass Patienten erzählen, dass ihnen etwas »fehlt«, wenn ihnen in Kriseninterventionen oder stationären Aufenthalten »nur« Übungen vorgeschlagen werden. Mir scheint es, dass die therapeutische Beziehung eben doch ein wichtiger Faktor in einer nachhaltigen Integration von kurzfristig sinnvollen Übungsangeboten (z.B. zum Inneren Kind) darstellt. Dabei geht es nicht um ein Entweder-oder, sondern eher um ein Sowohl-als-auch. Mich erinnert die Situation mit den Innere-Kind-Übungen an die beim Autogenen Training. Jeder, der die Methode praktiziert, spürt und erfährt, wie hilfreich die Auswirkungen der Methode sind. Aber nur wenige praktizieren die Übungen regelmäßig über eine längere Zeit hinweg. Ich glaube, dass hierzu eben der Resonanzraum einer bedeutsamen (auch therapeutischen) Beziehung notwendig ist, um die verschiedenen Facetten solcher Übungen ausreichend zu reflektieren und in Beziehung mit wichtigen inneren Lebensthemen zu bringen. Lassen sich die Übungen so mit anderen inneren Positionen, die subjektiv für wirklich gehalten werden können, vernetzen, so sind sie ein sehr fruchtbarer Teil einer therapeutischen (auch psychoanalytischen) Begleitung.

Einblicke in eine Fallgeschichte

Über mehrere Jahre hinweg behandelte ich eine schwer traumatisierte Patientin in einem modifizierten psychoanalytischen Setting (eine Sitzung pro Woche, im Sitzen). Eine psychotische Mutter und ein schwer alkoholkranker Vater hatten die Kindheitserfahrungen der Patientin sehr destruktiv geprägt. Massive körperliche Gewalt, sexueller Missbrauch (auch der Geschwister) und emotionale Verwahrlosung sowie die Unberechenbarkeit der wichtigsten Bezugspersonen hatten zu sehr destruktiven inneren Objekten geführt, die das Erleben der Patientin bestimmten: Schwere depressive Einbrüche, selbstverletzendes Verhalten, latente Suizidalität und deutliche Beziehungsstörungen wurden zwar durch eine große intellektuelle Leistungsfähigkeit teilweise kompensiert, aber es kam in Trennungssituationen immer wieder zu ausgeprägten psychischen Dekompensationen.
In einer eher ressourcenorientierten und stabilisierenden Vortherapie erfüllte die Patientin zwar die Besserungserwartungen im Sinne eines intellektuellen »falschen Selbst«, verbarg aber weitgehend ihre autoaggressiven Handlungen und auch ihre teilweise starken Suizidfantasien. Sie erlebte sich in einem wichtigen Bereich ihrer Persönlichkeit nicht wahrgenommen und musste eine weitere Therapie nutzen, um diese destruktiven Seiten mehr bearbeiten zu können. In gewissem Sinne konstellierte sich in der äußeren Szene der Therapiesituation somit die Art und Weise, wie die Patientin auch innerlich mit ihren destruktiven Gefühlen umgegangen war: Intellektualisierung und Spaltungstendenzen gestalteten den therapeutischen Raum. Aus meiner Sicht konnte diese Vortherapie aber den Beziehungsraum so weit stabilisieren, dass sich die Patientin den gefürchteten destruktiven Anteilen nun stellen konnte. Ich könnte mir vorstellen, dass die Trennung in eine stabilisierende Therapie (traumazentriert) und eine eher konfrontierende Therapie durchaus auch mit der inneren Struktur der Patientin zusammenhing und dass die Vernetzung dieser beiden Therapieformen

letztlich notwendig war, um eine weitere Integration in der Innenwelt der Patientin zu ermöglichen.
In die ersten Sitzungen brachte die Patientin »probeweise« viele Bilder mit, in denen sie ihre Fantasien, sich das Gesicht zu zerschneiden, sowie andere bedrohliche Inhalte drastisch ausgedrückt hatte. Im weiteren Verlauf war es zunächst sehr wichtig, dass diese Bilder »sein« durften, dass sie gezeigt werden durften, ohne den therapeutischen Rahmen zu sehr zu belasten. Ich war somit als Therapeut der Zeuge der inneren Bilder geworden, und die Situation ermöglichte der Patientin, sich nicht mehr mit den Bildern identifizieren zu müssen, sondern sie als ein »Drittes« in unserer Beziehung wahrnehmen zu können, auf das wir uns als erwachsene Menschen beziehen konnten. Ich glaube, dass dieses »Zeigen-Können-und-Dürfen« eine hilfreiche therapeutische Dissoziation in einen handelnden (und darstellenden) Persönlichkeitsanteil und in einen gezeigten, dargestellten Anteil ermöglicht. Die stabilisierende Therapie wäre so zwar eine notwendige Vorbedingung für eine Integration, aber eine nichthinreichende Bedingung für eine dauerhafte Integration. Im Rahmen von ambulanten tiefenpsychologisch fundierten und psychoanalytischen Therapien bin ich oft mit Patienten zusammengekommen, die sich auf dem Grat zwischen Stabilisierung und Konfrontation bewegten und deren Begleitung es nötig machte, die therapeutische Beziehung in ihren strukturierenden, aber auch in ihren empathischen Möglichkeiten zu nutzen.
In spontanen Imaginationen stellten sich bei der Patientin immer wieder Bilder eines bedrohten Inneren Kindes ein. Interessanterweise wollte sich die Patientin nicht auf Imaginationsangebote während der Therapiestunden einlassen, da es ihr sehr wichtig war, allein und unter eigener Regie zu einem selbst gewählten Zeitpunkt mit den Imaginationen umzugehen. So musste ich auch hier innerhalb der therapeutischen Beziehung ein gewisses Maß von Spannung aushalten, die sich auch in den Imaginationen selbst zeigte. Die Notwendigkeit zur Selbststeuerung der Patientin stand in einem Konflikt zur Notwendigkeit der Selbstfürsorglichkeit und der Gefahr der Überflutung durch traumatische Inhalte in unbegleiteten Imaginationen. Dieser Konflikt spiegelte sich in der Übertragungs-/Gegenübertragungs-Situation, wurde aber im Wesentlichen über die Auseinandersetzung mit den Imaginationen auf der Symbolebene bearbeitet.
Am Beispiel der Auszüge aus den ausführlichen schriftlichen Protokollen, die die Patientin selbst verfasste und über die wir in der Therapie ausführlich sprachen, lassen sich die Entwicklungslinien des Inneren Kindes über einen Zeitraum von etwa zwei Jahren anschaulich nachverfolgen.

Imagination 1

»Die Panzertür im Keller meines Elternhauses: Als ich sie öffne, ist in dem Raum dahinter nur Dunkelheit – habe große Angst, eingeschlossen zu werden, nie mehr rauszukommen. Kämpfe mit dem Bedürfnis rauszurennen, abzuhauen – … Nach einiger Zeit des Verharrens bemerke ich ein zusammengekauertes kleines Mädchen regungslos und starr auf einer Steinbank sitzen … Angst, nie

mehr rauszukommen ... versus dem Sog, diesem Mädchen zu helfen ... sie blockt ab, will keinen Kontakt aufnehmen ... nur Schweigen ...«
– Die therapeutische Beziehung blieb so weitgehend haltgebend und strukturierend, während auf der Bühne der Imaginationen sehr belastendes seelisches Material zwischen uns geteilt werden konnte. Durch meine strukturierende, teilweise fast pädagogische Unterstützung, sich nicht mit dem verletzten Inneren Kind zu identifizieren, sondern die handelnden Möglichkeiten des Alltags-Ich in der Imagination zu nutzen, konnte sie den relativ autonom ablaufenden Prozess »hinreichend gut« begleiten. Aus meinem Verständnis heraus, dass sich der Dialog mit dem Inneren Kind und die Selbstfürsorglichkeit sowohl in der therapeutischen Beziehung als auch in den Imaginationen sowie in deren Gestaltung ausdrückte, war es mir gut möglich, diesen Verlauf über mehrere Jahre hinweg zu fördern. –

Imagination 7

»Ich öffne die Panzertür ... erkenne absolut nichts ... zünde die Kerze an, stelle sie auf den Boden und sehe sie in der rechten Ecke ihrer Bank kauern ... starrer Blick ... apathisch weggetreten ... wie immer antwortet sie nicht darauf, wie es ihr geht ... sage ihr nun, dass ich die Lampe ausprobiere, die ich ihr dann dalassen werde ... ich ermutige sie, zu malen, wenn sie allein ist, da sie nun Licht hat ... ich bin selbst kurz weggetreten, kommen dann wieder zu mir ... als ich wieder da bin, sehe ich, dass sie ihre Hand über die Kerze hält – sie verbrennt ihr Handgelenk, ihre Augen sind regungslos. Schnell reiß ich ihre Hand zur Seite und untersuche ihre Wunde. Sie ist arg verbrannt. Ich versorge ihre Wunde notdürftig und versuche sie zu bewegen, zum Arzt oder mit mir zu gehen. Sie will absolut nicht – stur, trotzig.«
– Ich versuchte dabei, den inneren Erfahrungsraum zwischen stabilisierenden »Imaginationsübung« einerseits und »freiem Laufenlassen der Bilder« andererseits zu betonen, und bemühte mich, die Aspekte der Fürsorglichkeit in den Beziehungsraum und den inneren Symbolraum einfließen zu lassen. Dabei war es mir auch wichtig, diese Aspekte in der Alltagsbewältigung wahrzunehmen und in den Prozess einzubringen. Die Berücksichtigung und die flexible Handhabung dieser verschiedenen Ebenen der Bearbeitung scheinen mir besonders dann notwendig, wenn bestimmte Interventionen (hier: ressourcenorientierte Stabilisierungsarbeit) zu sehr von destruktiven inneren Haltungen bedroht werden und so nur noch wenig fruchtbar in den Therapieprozess einbezogen werden können. –

Imagination 17

»Vor der Panzertür – ich öffne sie. Ich sage ihr, dass ich gekommen bin, um ihr meine Welt zu zeigen. Total aufgeregt steigt sie mit mir die Treppen hinauf. Oben befindet sich die Natur, die ich liebe. Ein kleiner Fluss, auf dem wir ein kurzes Stück paddeln, ein heller Wald, Gras, eine Allee, die Sonne scheint – es ist wunderschön. Ein tiefer Frieden ergreift mich – und ich meine, auch sie. Da

wir nur noch kurze Zeit haben, frage ich sie, ob sie etwas von hier oben mitnehmen möchte, um sich immer wieder daran zu erinnern, dass es das gibt – sie nickt. Wir sammeln Kastanien, Herbstblätter, Rinde und füllen Flusswasser in eine Flasche. Sie sieht glücklich aus.«
– Dieser vordergründig sehr positive Verlauf wurde immer wieder durch bedrohliche und destruktive Inhalte unterbrochen, die dann in der Therapie zunächst ausführlich besprochen, reflektiert und strukturiert werden mussten. –

Imagination 20

»Ich öffne die Panzertür: Eine Frau dort drinnen kümmert sich um ein kleines Baby. Sie ist nur von hinten zu sehen. Zwar stehe ich in großem Abstand, als ob ich mich außerhalb der Szene befinde – doch kann ich Mutter und Kind herzoomen. Die Mutter wickelt das Kind, aber es ist rein mechanisch – wie ein Roboter, ohne Worte, ohne Blickkontakt, ohne Einfühlung. Das total Beziehungslose schockiert mich ... Warum bewegt sich das Kind nicht? Da weiß ich – es ist tot. Sie hat es nicht einmal bemerkt ...«
– In der Bearbeitung waren sowohl die biografischen Aspekte (Objektstufe) als auch Bezüge zu sich selbst im Sinne einer aktiven Selbstfürsorglichkeit (Subjektstufe) wichtig. Zudem war eine Auseinandersetzung mit der Frage sehr hilfreich, für welche Eigenschaften der Patientin diese kindlichen Anteile stehen, die so nicht leben konnten. Erst dann konnte sich die Patientin wieder dazu entscheiden, eine weitere Imagination folgen zu lassen. In dieser Weise konnte sie das Tempo der inneren Auseinandersetzung mit dosieren und steuern. Im weiteren Verlauf war dann eine zunehmende Integration verschiedener, zunächst wie Fotos aneinandergereihter innerer Bilder zum Thema »Inneres Kind« möglich. –

Imagination 21

»Ich betrete den Raum, der zwar dunkel ist, aber ich kann alles erkennen: sehe die Mutter mit dem toten Baby immer noch beziehungslos umgehen. Wie in einer Bildergeschichte schließt die Szene an, in der ich das jetzt größere tote Mädchen im Arm halte und vor mich hinstarre. Diese Szene ist immer noch eingefroren. Als der Blick weitergeht, sehe ich die nächste Szene: Das Mädchen – jünger als im vorherigen Standbild, etwa 6 bis 8 Jahre – zeigt zum ersten Mal Leben. Sie beginnt herumzulaufen, voller Kraft, Übermut, Humor und Tatendrang. ›Das bin ich‹, wird mir klar, bzw.: ›Das ist meine andere Seite, die war schon immer da, ging nie verloren.‹ Es ist berauschend, diese überbordende Energie des Mädchens. Es kommt mir so bekannt vor.
Dann wende ich meinen Kopf weiter nach links, um das letzte Bild anzuschauen: Es ist jedoch noch verschwommen – nicht klar erkennbar. Und doch meine ich, mich als Erwachsene darin zu erkennen. Die Gesichtszüge, die Körperhaltung ... all das ist nicht zu erkennen. Die Energie, die dahinter steckt, ist jedoch zu spüren. Lebensfreude, Kraft und Eigensinn nehme ich wahr. ›Das ist das Mädchen, jetzt erwachsen‹, wird mir klar. All das, was das Mädchen

ausmachte: Kraft, Übermut, Humor und Tatendrang – ist noch da. Vielleicht nicht mehr so überbordend, aber nichts davon ist verloren gegangen. Doch das Bild ist noch nicht fertig. Und doch mag ich dieses Bild, mag auch das Mädchen zuvor.«
– Alle vier Bilder schienen sich zu verschieben, immer ein anderes Bild schob sich in den Vordergrund, zog die gesamte Aufmerksamkeit auf sich. Die Reihenfolge der Bilder blieb jedoch gleich – nur der Standort variierte. Sie scheinen zusammen ein Ganzes, ohne einander nicht ein Ganzes zu sein. –

In den Imaginationen wurde dann zunehmend die Atmosphäre der therapeutischen Beziehung mit eingewoben:

Imagination 23

»Ich betrete den Kellerraum. Es ist dunkel. Ich fühle, dass es anders ist als beim letzten Mal. Ich spüre Leben um mich und keine Bilder, doch kann ich nichts erkennen. Spüre sowohl die Anwesenheit ... des Mädchens, meiner Mutter als auch des Todes. Fühle mich allein. Da spüre ich Wärme hinter mir. Männliche Wärme, väterliche Wärme – Kraft, Halt und Unterstützung. Er steht hinter mir, doch ist sein Gesicht nicht zu erkennen ... fühle mich wieder stärker – so als könnte ich mit der Situation und mit meinem Gefühl nun umgehen bzw. sie aushalten, da er mir den Rücken stärkt. Die Kraft verlässt mich, als er einen Schritt zurückgeht oder ich einen Schritt nach vorne ... gehe wieder zurück, lehne mich an ihn an, und diese Kraft und Zuversicht geht wieder in mich über. Es ist nicht die kindliche Geborgenheit, bei der man sich fallen lässt und Mitverantwortung abgibt. Es ist der Halt, das Gefühl, nicht auseinanderzufallen bzw. überflutet zu werden von Gefühlen, denen man hilflos ausgeliefert ist.«
– Dabei ist wichtig, dass diese Imaginationen in einem selbst gestalteten Raum stattfanden und zunehmend als steuerbar erlebt wurden. Die Selbstbegegnung mit verschiedenen inneren »Kind-Anteilen« führte allmählich zu einer zunehmenden inneren Bezogenheit. –

Imagination 24

»Es ist immer noch das gleiche Haus, aber nicht mehr ein Kellerraum. Die Tür ist keine Panzertür mehr, sondern aus Holz. Die Verriegelung ist nicht mehr statisch nur von außen, sondern auch von innen.
Ich verspüre nicht mehr die undefinierbare Angst vor dem, was mich hinter der Tür erwartet. Es ist eher ein guter Raum. Selbst wenn beängstigende Dinge ... mich dort konfrontieren, fühle ich mich nicht hilflos, sondern wehrfähig.«
– Abschließend ist mir wichtig, daran zu erinnern, dass die Imaginationen teilweise sicherlich auch prospektiven Charakter haben, das heißt, dass sie auch die Wunschvorstellungen der Patientin (und des Therapeuten) reflektieren, die zum aktuellen Zeitpunkt der Therapie so noch nicht vollständig als innere Struktur zur Verfügung stehen müssen. Deshalb ist es im Sinne einer Langzeittherapie durchaus notwendig, diese Prozesse über eine längere Zeit hin zu begleiten, um

die innere Struktur zu verfestigen. Dieses »Matching« als frühes Beziehungsmuster würde ich aber auch als einen positiven Schritt im Sinne einer korrigierenden neuen Erfahrung werten. –

Imagination 27

»Gehe die Stufen hinunter bis zu dem kleinen Haus. Es wirkt jetzt wie ein Schwarzwaldhaus. Die Tür ist durch Drücken von außen zu öffnen. Im Haus gehe ich die Stufen zum 1. Obergeschoss hinauf. Sehe, dass es noch Türen und Zimmer hat, die ich noch nie betreten habe …«
– Eine wichtige Dimension in der Therapie ist es, die in der Imagination neu gewonnenen Fähigkeiten in der Alltagsrealität umzusetzen und zu integrieren. Dazu kann es sehr hilfreich sein, die Lebensaspekte ins Bewusstsein zu holen, in denen die Patientin mit dem Inneren Kind identifiziert ist, um hier weitere Schritte möglich zu machen. Ich erlebte die Patientin in den Therapiestunden oft misstrauisch und sehr vorsichtig, besonders dann, wenn es um eine positive Atmosphäre oder positive Rückmeldungen zur Lebensbewältigung ging. Es half dem therapeutischen Prozess sehr, dass die Patientin realisieren konnte, dass dies auch Züge einer Identifikation mit dem Mädchen aus den anfänglichen Imaginationen enthielt. Es gab immer wieder fruchtbare Impulse auf die weitere Entwicklung, die Lebensbereiche anzusprechen, in denen das Erleben des Mädchens aus Imagination 17 deutlich wurde: Die Patientin erlebte sich besonders lebendig und in guter innerer Resonanz, wenn sie Musik hörte oder selbst machte, aber auch beim Malen oder beim ausgelassenen Zusammensein mit Kollegen. –

Mir scheint es besonders wichtig zu sein, dass die Erfahrungen der Selbstfürsorglichkeit in der Auseinandersetzung mit dem Inneren Kind, die in der dissoziierten Begegnung entstehen, allmählich in die assoziierte Identifikation mit dem Inneren Kind übergehen können. Für den Erwachsenen ist es oftmals nicht einfach, innere Zustände der Lebendigkeit nicht als kindisch, sondern als positive Aspekte des »Kind-Sein-Könnens« zu erleben. Dabei geht es nicht um Reaktivierung kindlicher Verhaltensweisen, sondern um ganzheitliche Erfahrungen des Lebendigseins, die in Zusammenhang mit frühen und auch frühesten Erlebnismustern stehen. Das wird im Vordergrund des nächsten Abschnitts stehen.

Das Innere Kind sein …
Assoziierte Zugänge

Wie ein Kind handeln

Vor dem Hintergrund einer ausreichend stabilen inneren Haltung der Selbstfürsorglichkeit kann es dann zunehmend möglich sein, sich mit dem Kind und seinem Handlungs- und Gefühlsraum zu verbinden bzw. zu identifizieren. Das kann in der therapeutischen Situation bedeuten, etwas zu tun, was auch dem Inneren Kind Spaß machen würde oder ihm adäquat wäre. Es kann heißen, die Gefühle des Inneren Kindes selbst zu fühlen, sie als Teil der eigenen Wahrnehmungsmöglichkeiten zu erfahren.

Unter diesem Gesichtspunkt ist aber auch jedes Handeln, das man als kindlich bezeichnen könnte, als ein Aspekt der Innere-Kind-Arbeit zu verstehen. In diesem Zusammenhang geht es mir vor allem um den Begriff der »adaptiven Regression im Dienste des Ich« (Bellak et al. 1973), also um die Fähigkeit eines erwachsenen Ich, sich fallen zu lassen, sich spielerisch-kreativen Impulsen handelnd und erlebend zu öffnen, um dann aber diese Erfahrungen im Kontext des erwachsenen Ich integrieren zu können. Damit ist also nicht eine inflationäre Regression der ganzen Persönlichkeit auf frühe Organisationsstufen der Psyche gemeint, sondern ein mehr oder weniger innerlich gut begleitetes Nutzen dieser regressiven Zustände. Leuner (1962; 1981) hat für hochregressive veränderte Wachbewusstseinszustände einen verbleibenden reflektierenden Ich-Rest beschrieben, der durchgängig, auch während tiefster Trance, ansprechbar blieb. Die Verbindung mit diesem Ich-Rest macht die Nutzung der regressiven Erfahrungen möglich. Die therapeutische Beziehung hat die Aufgabe, diesen Kontakt zum reflektierenden Ich-Rest aufrechtzuerhalten und die Erfahrung in den Kontext des erwachsenen Bewusstseins zu integrieren. So können Erlebnisse aus dem Bereich des auftauchenden Selbst (z. B. meditative und selbstversunkene Erlebnisse), des Kern-Selbst (z. B. starke ganzheitliche emotionale Erfahrungen) und des interaktiven Selbst (intensive Beziehungserlebnisse) in einer Form an das Erwachsenen-Bewusstsein angeschlossen werden, die für das narrative Selbst sinnvoll scheinen: Als weltanschauliche, philosophische, religiöse oder auch spirituelle Bezüge sind diese Erfahrungen damit sinnstiftend einzubeziehen. Ich glaube, dass die aus der Säuglingsbeobachtung heraus beschriebenen **Entwicklungsphasen des Selbst** auch als **Erfahrungsräume des Inneren Kindes** gesehen werden können. Diese Erfahrungen sind aber nicht nur in einem inneren Bild als dialogisches Gegenüber symbolisiert, sondern sie bilden sich prozessural in den erlebten Gefühlen und in der Art und Weise ab, wie die Umwelt dann unter diesem Erleben wahrgenommen wird. »Große Gefühle« und »ganzheitliche Körper-Erfahrungen« sowie intensives Erleben von Bezogenheit (bis hin zu Gefühlen der Abhängigkeit und des Ausgeliefertseins) sind im Kontext der therapeutischen Beziehung natürlich als Übertragungsphänomene bekannt. Meines Erachtens sind sie aber auch unter dem Gesichtspunkt der Identifikation bzw. Teilhabe mit frühen »Kind-States« zu sehen, die dem prozessuralen Unbewussten nahe stehen. Ich könnte mir vorstellen, dass die Fähigkeit, »Kind-States« imaginativ mit tragfähiger emotionaler Resonanz wahrnehmen und auch damit therapeutisch fruchtbar arbeiten zu können, etwas mit den symbolischen Abbildern der Kindheit im expliziten Unbewussten zu tun hat. Für das Verständnis von regressiven Zuständen unter dem Aspekt der Innere-Kind-Arbeit ist es, so glaube ich, wichtig, sowohl den Handlungsraum, der emotional intensiv erlebt wird (High tension learning), als auch das erlebnisneutrale Wiederholen von fördernden Handlungen (Low tension learning) mit einzubeziehen. Alle Erfahrungen, die körpernah, emotional intensiv und mit starken Beziehungsgefühlen verknüpft sind, könnten so als eine partielle Identifikation mit dem erlebten Inneren Kind verstanden werden. Auch alles ganzheitliche, in das Spielerische versunkene Handeln wäre in diesen Zusammenhang zu stellen. Ich denke hier an viele kreative Prozesse, die über das lustvolle, aber auch ängstlich besetzte oder schamhafte Tun unterschiedlichste Aspekte des Inneren Kindes sichtbar machen. Ich meine damit nicht, dass der kreative Raum immer mit dem Inneren Kind verbunden ist. Natürlich gibt es eine »erwachsene Kreativität«, aber die sinnlich erfahrene Wirklichkeit des Spiels, des Übergangsraums, des potenziellen Raums und der Übergangsobjekte, die als Teil der Außenwelt und gleichzeitig als Teil der Innenwelt wahrgenommen werden, sind sowohl Bestandteil einer lebendigen Erwachsenenwelt wie einer guten inneren Kindheit. Die Bedeutung des Spiels hat Winnicott für die psychotherapeutische Praxis herausgearbeitet: »Der Grund, weshalb das Spielen so wichtig ist, liegt darin, dass der Patient gerade im Spielen schöpferisch ist.« (Winnicott 1995, S. 65 f.)

So gesehen kann der Patient in der therapeutischen Begleitung mit dem Inneren Kind identifiziert sein, wenn er malt, musiziert, tanzt oder auf andere Weise ausdrückt, was an Impulsen (bewusst und unbewusst) in ihm ist. So wie das spielerische Tun beim Kind durch den elterlichen Rahmen gehalten ist, so ist auch das kreative Spielen in der Therapie durch den therapeutischen Rahmen gehalten und wird durch ihn zu einem sinnvollen Handeln.

Ich glaube, diese Handlungsräume sind wichtige Dimensionen der psychoanalytischen Arbeit und erschließen sich in ihrer Bedeutung für den therapeutischen Prozess auch unter dem Aspekt des Inneren Kindes. In der Analytischen Psychologie hat der gestaltende Ausdruck des erlebten Prozesses einen weitgehend gleichwertigen Rang neben der verbalen Integration von seelischen Inhalten: Methoden wie das »Malen aus dem Unbewussten« (Riedel 1992) und das »Sandspiel« wären hier als klassische Methoden zu nennen. Viele meiner Kollegen integrieren aber mittlerweile auch andere nonverbale Methoden wie Katathym-Imaginative Psychotherapie, Psychodrama, Musiktherapie, Tanz-Therapie und andere Ansätze der Körper-Arbeit. Diese Ausdrucksformen werden vor dem Hintergrund des psychoanalytischen Verstehens integrative Bestandteile einer Therapie (vor allem in einem modifizierten Setting).

Ich sehe mittlerweile den »Handlungsraum« in psychodynamischen Verfahren, aber auch in der Psychoanalyse als einen wesentlichen Teil des therapeutischen Raums und verstehe die Handlungsdialoge auch als Ausdruck einer Identifikation mit dem handelnden Inneren Kind. Im Umgang mit kreativen Prozessen lassen sich alle Dimensionen einer so verstandenen Innere-Kind-Arbeit aufzeigen und auch entsprechend durcharbeiten.

In der Kinder- und Jugendlichenpsychotherapie ist es weitgehend selbstverständlich, dass im therapeutischen Prozess ein Handlungsdialog geführt wird, der das spielerische Tun als symbolischen Ausdrucksraum beinhaltet. Je nach den Erfordernissen der Patienten kann das Handeln als Szene psychodynamisch reflektiert, als Symbolisierung wichtiger Beziehungsmuster und innerer Bilder verstanden oder auch verbal-narrativ integriert werden, wenn dies für die Behandlung sinnvoll und hilfreich erscheint. Ich wünschte mir, dass dieses Nutzen des Handlungsraums zunehmend im Sinne einer »Spieltherapie für Erwachsene« selbstverständlich werden kann.

Aus dem Bereich der Psychotherapie mit künstlerischen Mitteln gibt es einige beeindruckende Beispiele dafür, wie das aussehen könnte. Schon der englische Kinderpsychiater Winnicott (1995) nutzte das Kritzel-Spiel (Squiggle-Game) zum handelnden Dialog während eines explorierenden Gesprächs. Der Therapeut fertigt in diesem Verfahren eine einfache Kritzel-Zeichnung auf einem Blatt Papier an, die er dann seinem Patienten mit der Aufforderung weiterreicht, daraus »etwas« zu gestalten. Beide können während und nach dem Malen über die Inhalte oder die auftauchenden Gedanken dazu sprechen. Dann malt der Patient eine Zeichnung auf ein neues Blatt, und nun ist der Therapeut an der Reihe, »etwas« daraus zu machen. Die Zeichnungen werden als Grundlage für das weitere therapeutische Gespräch genutzt. Günter (2003) stellte diese Methode sehr lebendig und praxisnah an vielen Beispielen dar und weist in seinem Buch u. a. auch darauf hin, dass er einige gute Erfahrungen in der Arbeit mit Erwachsenen gemacht habe.

Benedetti und Peciccia (2001) beschreiben die Methode des »progressiv therapeutischen Spiegelbilds«, in der sie den Handlungsdialog in der Therapie von Erwachsenen anwenden. Sie entwickelten das Verfahren zunächst in der Arbeit mit psychotischen Patienten und erweiterten es dann für andere Patientengruppen: Zunächst malt der Patient ein Bild, auf das dann der Therapeut antwortet. Er legt ein gleich großes Transparentpapier auf das Bild des Patienten und zeichnet es nach. Zusätzlich kann der Therapeut nun auf seinem Bild entwicklungsfördernde Interventionen (bei psychotischen Patienten häufig strukturierend) hinzumalen. Im Anschluss daran legt der Patient nun seinerseits ein Transparentpapier über das Bild des Therapeuten und zeichnet es ebenfalls zuerst nach, um dann gegebenenfalls wiederum seine eigenen Veränderungen dazuzumalen. Im gesamten Gestaltungsprozess können unerträgliche Gefühle im Bild festgehalten sein und an diesem »dritten Ort« auf der Symbolebene bearbeitet werden. Die Reflexion der therapeutischen Beziehung in Übertragung und Gegenübertragung kann auf der Ebene der Bilder nachvollzogen und betrachtet werden.

In der klinisch orientierten Kunst- und Gestaltungstherapie ist die Methode des Begleitenden Malens für die Behandlung von Erwachsenen von Schattmayer-Bolle (2005) beschrieben worden. Es handelt sich hier um ein Verfahren, in dem die bereits genannten Elemente eines nonverbalen Handlungsdialogs in den Prozess einer psychodynamischen Psychotherapie einbezogen werden können: Therapeut und Patient gestalten je auf einem eigenen Papier, der Prozess des Gestaltens und die fertigen Bilder bilden aber trotz getrenntem Entstehen und Betrachten eine therapeutische Einheit. Der Therapeut begleitet selbst aktiv den Entstehungsprozess der Bilder, indem er sich gestaltend auf den Patienten bezieht. Es ist eine überwiegend nonverbale Form der Kommunikation, die sicherlich die gleiche Zugewandtheit und Aufmerksamkeit wie das Gespräch erfordert. Das Bild des

Therapeuten spiegelt die beobachtbaren und die intuitiv durch die therapeutische Beziehung hervorgerufenen inneren Rhythmen, Bewegungen, Formen oder Bilder, die in Kontakt mit der aktuellen psychischen Gestimmtheit des Patienten stehen. Der Therapeut bezieht die Impulse, die er beim Patienten wahrgenommen hat, handelnd in seine Gestaltung ein, verwandelt sie, bietet strukturierende Orientierung und leitet so über das Tun neue Entwicklungsschritte beim Patienten ein, die anschließend betrachtet, benannt und psychodynamisch reflektiert werden können. Den theoretischen Hintergrund hierzu bilden die Konzepte aus der Entwicklungspsychologie, der Tiefenpsychologie und der Kreativitätsentwicklung. Eine wichtige Rolle spielen die Betrachtung der entstandenen Bilder und das Gespräch am Ende der Sitzung. Durch das Benennen und Nachvollziehen der Entstehungsgeschichte dessen, was auf dem Bild sichtbar wird und was vom Gegenüber während des Gestaltens wahrgenommen wurde, erfährt das Erlebte eine Gemeinsamkeit und eine verbale Spiegelung.

Der gesamte Entstehungsprozess der Bilder über das gemeinsame therapeutische Handeln und auch die fertigen, abgeschlossenen Arbeiten des Patienten und des Therapeuten sind wichtige Träger von psychischen Inhalten. Sowohl konstruktive, ressourcenfördernde als auch destruktive Emotionen können hier ausgedrückt werden.

> »Sie müssen und dürfen nicht direkt in der Beziehung ausgetragen werden, sondern können im Raum der Gestaltung ihren Ort finden und so über einen heilenden Symbolisierungsprozess integriert werden.« (Schattmayer-Bolle 2005, S. 152)

Die Methode des Begleitenden Malens erlaubt es in dieser Weise, »spielerisch handelnd mit den Patienten in Kontakt zu treten, sie gestalterisch und verbal zu spiegeln, ihre Ressourcen zu verstärken, mit Konflikten, die sich durch das Material auftun, zu ringen und sie kreativ umzuwandeln und so eine Symbolbildung« (ebd., S. 154) zu fördern.

Wichtige weitere Anregungen für die Integration künstlerischer und kreativer Ansätze in die Konzepte der Psychotherapie sind zusammenfassend in dem Buch »Artful Therapy« der amerikanischen Psychoanalytikerin Judith Rubin (2005) zu finden.

Am Beispiel der Arbeit mit Gestaltungen von Patienten lassen sich die Dimensionen des Inneren Kindes gut veranschaulichen: Die Entwicklung von Kinderzeichnungen ist in verschiedene Phasen einteilbar und auch oft beschrieben worden (z. B. Egger 1984; Schuster 1990; Sinapius 2005).

Ich möchte die Einteilungen, die in Bezug auf Kinderzeichnungen bekannt sind, unter dem Gesichtspunkt der Entwicklung des Selbst-Gefühls nach Stern (1992) neu zuordnen und die Charakteristika des Interventionsraums kurz beschreiben. Der gestalterische Ausdruck repräsentiert zwar die inneren Selbst-Entwicklungszustände, aber er ist nicht direkter Ausdruck, da die Phasen des auftauchenden Selbst und des Kern-Selbst vor dem Beginn des gestaltenden Ausdrucks des Kindes liegen. Ich stelle mir aber vor, dass die verschiedenen Phasen der Entwicklung von

Tab. 1-1: Phasen der Entwicklung von Kinderbildern und Entwicklung des Selbst-Gefühls

	Entwicklungsphasen von Kinderbildern	Resonanz Interventionen Antwort	Korrespondierende Phase der Selbst-Entwicklung
1	Kritzel-Zeichnungen ungerichtete Bewegungsspuren	generelle Wertschätzung Akzeptanz	auftauchendes Selbst
2	Ausdruck innerer Seins-Zustände beginnende Differenzierungen (Urformen: Kreis, Spirale ...)	empathische Strukturierung Wertschätzung	Kern-Selbst
3	beginnende symbolische Darstellungen Übergang in Abbilder der äußeren Realität, z. B. Kopffüßler, Haus ...	empathisches Nachvollziehen der inneren nonverbalen Erfahrung durch das Narrativ des Begleiters und beginnende Differenzierung	interaktionelles Selbst
4	symbolische Darstellungen und Bildgeschichten (Familie, Freunde, Träume, Märchen ...)	gemeinsame Narration Be-Deutung suchen und finden Bezug auf Vor-Phasen	narratives Selbst

Kinderbildern mit den inneren Selbst-Bereichen korrespondieren und sich auf diese beziehen: im subjektiven Erleben und im manifesten Ausdruck (s. Tab. 1-1).

Diese grundsätzlichen Prinzipien des phasenspezifischen Umgangs mit Gestaltungen sind meiner Meinung nach direkt auf den Umgang mit Bildern in der psychotherapeutischen Situation zu übertragen und in diesem Sinne als Interventionsstrategien für das gestaltende Innere Kind auch gut praktisch umzusetzen. Letztlich sind dann die Übergänge zu einem quasi-erwachsenen kreativen Handeln fließend, obwohl – und das schreibe ich mit einem Augenzwinkern – auch bei Künstlern die oben genannten Prinzipien einer Begleitung durch den Betrachter oft angebracht sind. Selten trifft man auf offene Ohren, wenn die Inhalte der Bilder zu früh verbal benannt und auf ihren Begriffs- und Bedeutungscharakter hin untersucht werden.

Wie ein Kind erleben

Im Umgang mit nichtsprachlichem seelischem Material (in unserem Sinne verstanden als kindliche Produktionen) sind emotionale Erfahrungen möglich, die die Spannweite der Gefühle des Inneren Kindes abbilden:

- Vitalität/Freude/Neugier/Entdeckungsfreude/Stolz usw.
- Scham/Ärger/Wut/Angst/Verzweiflung/Ohnmacht usw.

In der psychotherapeutischen Praxis ist dies als Regressionsphänomen auf »kindliche Stufen der Entwicklung« hinlänglich bekannt und unter diesem Aspekt in psychodynamischen Überlegungen ausführlich reflektiert worden. Die Einbeziehung des Konzepts »Inneres Kind« ermöglicht oftmals, dieses Erleben fruchtbar im Rahmen der therapeutischen Beziehung anzusprechen. Die Möglichkeiten, empathisch mit diesen »Kind-States« umzugehen, erweitern sich dadurch, dass »elterliche Beziehungsfunktionen« im Patienten selbst aktiviert und auch in der Haltung des Therapeuten mit berücksichtigt werden können.

Wie oben im Fallbeispiel angedeutet, ist das identifikatorische Erleben von kindlichen Zuständen für den Erwachsenen von Bedeutung: Sowohl die positiven, spielerischen als auch die bedrohlichen kindlichen Erfahrungsräume prägen die Wahrnehmung der Wirklichkeit. Insofern lassen sich emotional bedeutsame Erfahrungen immer auch unter dem Blickpunkt des Inneren Kindes betrachten.

Das Innere Kind teilnehmend begleiten ... Integrative Zugänge

Verschiedene Ebenen

In der Praxis der tiefenpsychologisch fundierten und der analytischen Psychotherapie, so wie sie im Kontext der Analytischen Psychologie nach C. G. Jung umgesetzt werden kann, spielt es vor allen Dingen in der Langzeittherapie eine große Rolle, die verschiedenen Zugänge zum Inneren Kind miteinander zu vernetzen. Dabei scheint es mir so zu sein, dass in verschiedenen Therapiephasen unterschiedliche Zugänge im Vordergrund stehen können und je nach Therapieziel und Struktur des Patienten zur Anwendung kommen. Ein Aspekt einer integrativen Arbeit mit dem Inneren Kind ist also die Vernetzung der unterschiedlichen Aspekte der Innere-Kind-Arbeit, je nach den Erfordernissen der therapeutischen Situation.

Ein anderer Gesichtspunkt ist, dass sich meines Erachtens in therapeutischen Prozessen Phasen des gemeinsamen Handelns (im klassischen Verständnis durchaus auch i.S. des »Ausagierens«) und Phasen des gemeinsamen Reflektierens abwechseln. Dieses Wechselspiel zwischen Eintauchen und Auftauchen sehe ich auch als eine Resonanz auf den kindlichen Erfahrungsraum, in dem ebenfalls Phasen des Spielens mit Phasen der elterlichen Struktur abwechseln: Es gibt Zeiten, in denen Vater oder Mutter mit dem Kind gemeinsam spielen, und es gibt Zeiten, in

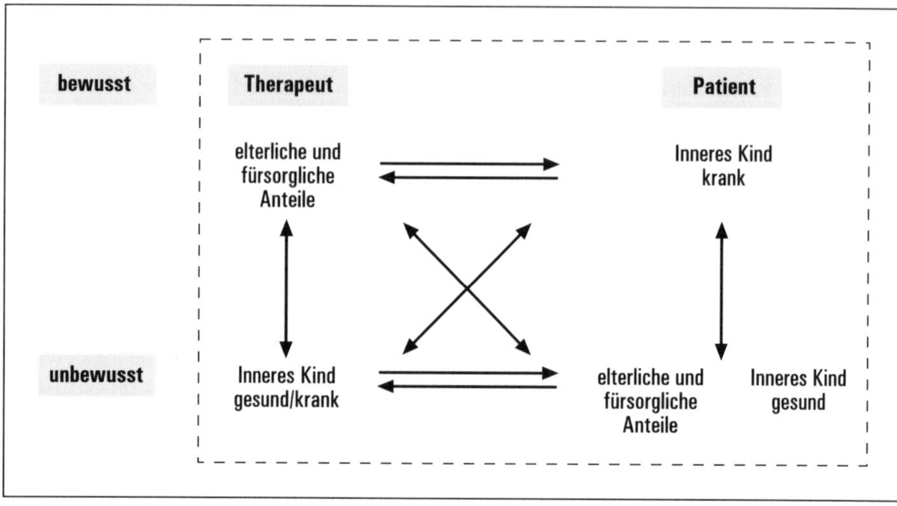

Abb. 1-5 Therapeutische Beziehung und Inneres Kind

denen die Eltern auf dem Aufräumen des Zimmers bestehen. So gesehen ist die Arbeit mit dem Inneren Kind sehr gut geeignet, diese unterschiedlichen, gleichwertigen Interaktionsräume miteinander in Verbindung zu bringen und verschiedene Niveaus des seelischen Funktionierens zu integrieren.

Auf der Beziehungsebene zwischen Patient und Therapeut ist das »Gemeinsam-spielen-Können« eine wichtige Bedingung für einen gelingenden therapeutischen Prozess. Winnicott drückte das so aus:

> »Psychotherapie vollzieht sich in der Überschneidung zweier Spielbereiche, dem des Patienten und dem des Therapeuten. Wenn der Therapeut nicht spielen kann, ist er für die Arbeit nicht geeignet. Wenn der Patient nicht spielen kann, muss etwas unternommen werden, um ihm diese Fähigkeit zu geben; erst danach kann die Therapie beginen.« (Winnicott 1995, S. 65)

Das Zusammenführen der inneren Erlebnisebenen von erwachsener Handlungsfähigkeit und kindlicher Hingabefähigkeit auf der einen Seite und inneren Bildern früher, kindlicher Selbst-Erfahrung und entsprechender Beziehungsmuster auf der anderen Seite ist ein zentrales Thema der Analytischen Psychologie. Guggenbühl-Craig (zusammenfassend dargestellt in Samuels 1989) hat die Dynamik der therapeutischen Beziehung im Hinblick auf das Bild des »Verwundeten Heilers« dargestellt. Ich habe diese Überlegungen für die Arbeit mit dem Inneren Kind modifiziert:

Begegnen Therapeut und Patient einander in der Therapie, so ist der Therapeut mit seinen handlungsfähigen Erwachsenen-Anteilen identifiziert und geht davon aus, dass er dem Patienten, der größtenteils mit seinem kranken Inneren Kind identifiziert ist, helfen kann. Der jeweils andere Beziehungspol des Eltern-Kind-

Raums ist bei beiden zunächst überwiegend unbewusst. Der Therapeut ist mit seiner professionellen Rolle identifiziert, der Patient mit seiner Hilflosigkeit und seinen regressiven Tendenzen. Im Verlauf der Therapie bezieht sich der Therapeut auf die noch unbewussten »erwachsenen und fürsorglichen Anteile« im Patienten, die er zu fördern und zu aktivieren versteht. Über das »gemeinsame Handeln und Spielen und Sprechen« wird auch die Beziehung zwischen dem Inneren Kind des Therapeuten und den handlungsfähigen Anteilen des gesunden Inneren Kindes des Patienten geknüpft und differenziert (s. Abb. 1-5).

Verläuft die Therapie erfolgreich, ist der Patient mit handlungsfähigen erwachsenen Anteilen identifiziert, hat einen verbesserten Kontakt zu den Bedürfnissen und Möglichkeiten des Inneren Kindes gefunden und vermag es, diese beiden Seiten seiner Persönlichkeit im Alltag konstruktiver auszuleben. Für den Therapeuten ist ebenfalls zu hoffen, dass die Therapie auch »Spaß« gemacht hat, das heißt, im professionellen Sinn sollte die Behandlung des Patienten die kreativen Möglichkeiten des Therapeuten (in der Nutzung der Behandlungstechnik, dem Interesse am Neuen) aktivierend berührt haben. In diesem Sinne gehen beide verändert aus dem therapeutischen Prozess hervor.

Ich glaube, dass in der Arbeit mit dem Inneren Kind immer auch die Triade mitgedacht werden muss, die zwischen den beiden Erwachsenen (dem Patienten und dem Therapeuten) einerseits und den »Kind-States« von Patient und Therapeut andererseits besteht. So kann es zeitweise sinnvoll sein, eine zu starke Identifikation mit dem Inneren Kind (oftmals dem bedrohten oder verwundeten Inneren Kind) durch die Betonung der fürsorglichen Zuwendung zu einem inneren Zustand zu betonen: Dies steht im Vordergrund der traumazentrierten Psychotherapie (Reddemann 2001; Sachsse 2004), die sich insbesondere mit der Förderung der Selbstfürsorglichkeit und der gesteuerten Zuwendung den »Kind-States« gegenüber befasst. Andererseits kann eine zu distanzierte oder rigide Haltung in einer eher konfliktorientierten Psychotherapie durch eine Förderung assoziierter Zugänge zum Inneren Kind modifiziert werden. Eine Integration dieser beiden Perspektiven würde so gesehen in der Interaktion und dem Oszillieren zwischen beiden Ansätzen bestehen.

Inneres Kind und äußeres Kind

Die inneren Bilder der Kindheit und der elterlichen Zuwendung stehen zutiefst damit in Verbindung, wie, wann und auf welche Art und Weise die Frage nach dem eigenen Kind gestellt und dann auch beantwortet werden kann. In der praktischen Arbeit habe ich oft den Eindruck gewonnen, dass die intensive Auseinandersetzung mit dem Inneren Kind zu einer Auseinandersetzung mit dem eigenen Kinderwunsch werden kann. Mir scheint das damit zusammenzuhängen, dass hier eine Identifikation mit den »inneren elterlichen Anteilen« im Sinne eines »handelnden Tuns« zum Tragen kommt, quasi im Sinne eines assoziierten Zugangs zur Inneren Elternschaft.

Stern (1995) hat dies unter dem Konzept der »Mutterschafts-Konstellation« behandelt und dabei spezifische Themen der frühen Mutterschaft in der Psychotherapie beschrieben. Alle Aspekte der Mutter-Kind-Psychotherapie befassen sich mit wesentlichen Aspekten des werdenden Selbst und sind sowohl für die psychische Entwicklung der Mutter als auch für die des Kindes von Bedeutung. Entgegen früheren Einstellungen in der Psychotherapie, dass eine Mutterschaft die innere Thematik weg von einer fruchtbaren therapeutischen Beziehung verschiebe, stellt Stern in den Vordergrund, diesen neuen Beziehungsraum ebenfalls in der Therapie adäquat zu bearbeiten. Er konstatiert, dass es einem psychotherapeutischen Prozess nicht schade, die Mutter mit dem Säugling zu behandeln.

Alle Fragen, die mit dem Kinderwunsch zusammenhängen, aber auch die Auseinandersetzungen mit »realen« Kindern stehen in Resonanz mit den entsprechenden Themen des Inneren Kindes. Der Raum der Inneren Kindheit ist der Referenzrahmen, innerhalb dessen sich die Beziehungsmöglichkeiten zu äußeren Kindern entfalten können. Umgekehrt modifiziert der Umgang mit realen Kindern die inneren Bilder des »Kindes«, das wahrgenommen werden kann.

In meiner psychotherapeutischen Praxis hat sich immer wieder gezeigt, dass es gerade bei frühgestörten oder traumatisierten Patienten eine gewisse Tendenz geben kann, das »eigene Kind« im Sinne einer heilenden Wiederherstellung oder auch Reparatur des verlassenen Inneren Kindes zu früh oder in einer zu schwierigen Beziehung auf die Welt bringen zu wollen. Hier ist es in der therapeutischen Arbeit besonders wichtig, die verschiedenen Anteile und Ebenen des Kinderwunsches zu reflektieren und zu durchdringen, sodass eine »hinreichend gute« innere und äußere Mutterschafts-Konstellation entfaltet werden kann. Insofern ist es eine fruchtbare erweiterte Perspektive, das Konzept »Inneres Kind« mit den realen Beziehungen zu den eigenen Kindern zu verknüpfen.

Sehr eindrücklich kommt dies in einem Traum einer jungen traumatisierten Patienten zum Ausdruck, die sich über viele Jahre intensiv mit dem Inneren Kind befasst hatte. Nach hinreichend langer Bearbeitung des Inneren Kindes war es ihr möglich, den Wunsch nach einem eigenen Kind realistischer ins Auge zu fassen:

> »Ich halte ein Baby auf dem Arm und stille es ... eine schöne Situation ... ich nehme wahr, wie das Baby bei mir trinkt, und sehe dann, dass von der Brust auch eine Art Schlauch in meinen Mund geht: Wir trinken beide, und es ist gut so, ich schmecke die Milch in meinem Mund ...«

Im diesem Traumbild und in den nachfolgenden bildnerischen Gestaltungen davon zeigte sich, für die Patienten sehr gut nachvollziehbar, wie das Innere Kind und das äußere Kind miteinander verbunden sind. Das Bild der stillenden Patientin trägt sowohl Züge einer frühen Selbstfürsorglichkeit als auch einer beginnenden reifen mütterlichen Fürsorge für das Innere Kind. Neben dieser eher subjektstufigen Herangehensweise spielt im therapeutischen Kontext natürlich die objektstufige Bearbeitung (Partnerschaft/Übertragung/Gegenübertragung) eine gleichwertige Rolle.

1.4 Wege in die Adoleszenz und das Erwachsensein des Inneren Kindes

Diese Arbeit versucht Verbindungen der Analytischen Psychologie zu modernen Konzepten der Auseinandersetzung mit inneren Bildern der Kindheit, so wie sie von aktuellen psychotherapeutischen Ansätzen vertreten werden, zu knüpfen. Unter dieser Perspektive ergeben sich Resonanzen, aber auch Dissonanzen.

Insbesondere ist es eine Domäne der Tiefenpsychologie, seelische Entwicklungsprozesse auch über längere Zeiträume hin zu begleiten und zu strukturieren. Die verschiedenen Dimensionen in der Bezogenheit zu inneren Symbolisierungsprozessen und äußeren Beziehungsgestaltungen stehen dabei im Vordergrund und sind auch eine notwendige Voraussetzung für eine Integration tief reichender psychischer Veränderungsprozesse. Insofern scheint es mir wichtig, noch einmal darauf hinzuweisen, dass die Innere Kindheit sowohl stabilisierende als auch destabilisierende Züge trägt: Die kindliche Geborgenheit hat ihren Gegenpol in dem Herausfallen aus der Geborgenheit. Neben den ressourcenorientierten, stabilisierenden »guten Orten des Inneren Kindes« existieren die »bösen Orte des Inneren Kindes«. Für viele Patienten ist es sehr wichtig, dass sie mit ihren großen Ängsten ernst genommen werden und nicht zu schnell über Trainingsmaßnahmen vermittelt bekommen, dass diese inneren Orte nicht sein dürften. Besonders in der Langzeittherapie ist es daher nötig, dass Raum für die Gefühle der Ohnmacht und des Ausgeliefertseins des Inneren Kindes zur Verfügung gestellt wird, wie das oben im Fallbeispiel beschrieben wurde.

Stabilisierungsübungen und Innere-Kind-Übungen können auch bagatellisieren, und von den Patienten als manipulativ erlebte Techniken können ein berechtigtes Misstrauen wecken. In gewissem Sinn muss der »Schrecken des In-der-Welt-Seins« in der therapeutischen Beziehung ausgehalten werden: Dabei ist umsichtig zwischen den Polen der Überflutung einerseits und der Banalisierung andererseits zu navigieren. Giegerich (1989) fand für dieses grundsätzliche Dilemma scharfe, auch provozierende Worte:

> »Die psychologische Theorie und Praxis interniert fast die gesamte psychologische Problematik der Menschen in die Kinderstube, in solchem Maße, dass C. G. Jung sich angesichts seiner Therapeutenkollegen ›manchmal an den Kopf‹ zu greifen und zu fragen genötigt sah: ›Sind das alles Hebammen und Kindermädchen?‹ (...) Wenn es darum geht, das Menschsein in Sicherheit zu wiegen, dann muss auch die Seele primär in die Wiege und in die Kinderstube interniert werden, so wie alles ›Irrationale‹ dort untergebracht worden ist: das Märchen, die Kreativität, das Spiel, die Angst vor Wald, Hexe, Fee und Nikolaus usw. Das empirische Kind (...) ist die einzige Stelle, wo sich von Hause aus eine ›reine‹ Geborgenheit im wirklichen menschlichen Dasein ausfindig und dingfest machen lässt, ganz im Gegensatz zum archetypisch-mythischen Kind, das wesenhaft immer auch das in die Wildnis ausgesetzte und von Mord bedrohte Kind ist (Moses,

bethlehemitischer Kindermord, Romulus und Remus, Ödipus, Hänsel und Gretel usw.). Aber gerade weil das empirische Kind wesenhaft in der Geborgenheit lebt, wurde es in den Pubertätsritualen der archaischen Kulturen auch symbolisch getötet, damit der wissende Erwachsene sein könne, das heißt derjenige, welcher, ›ein Mann allein‹, vor der Natur – der Wildnis des Seins oder den Schrecken der Imagination – steht. (...) Wenn es manchmal den Anschein hat, als wollte die Psychotherapie das Märchen und die Kreativität aus der Kinderstube befreien, indem sie auch die Erwachsenen dazu hinführt, dann muss man leider doch feststellen, dass im Grunde das Umgekehrte der Fall ist. Denn statt dass das Märchen der ernsten und verbindlichen Erwachsenenwelt zurückerobert würde und die Kreativität und das Spiel aus der Verharmlosung und Banalisierung als primär kindliche Möglichkeit gerettet würden, damit sie wieder in ihrer ›Gefährlichkeit‹ erkannt und dem Sein selbst als seine Eigenschaft zurückgegeben werden könnten, werden umgekehrt die Erwachsenen eingeleitet, selber in die Kinderstube hineinzugehen und sich kindisch mit Märchen und ›Kreativität spielen‹ abzugeben.« (Giegerich 1989, S. 185)

Die grundsätzliche Ambivalenz des Inneren Kindes zwischen kindisch und kindlich macht es nicht leicht, den Ernst der inneren Themen wahrzunehmen: Die existenzielle Verunsicherung des aus der Geborgenheit gefallenen Menschen ist nicht nur ein individuelles, sondern vor allem ein kollektives Thema. In den »Kindertagen« der Psychoanalyse sprach Rank (1931) davon, dass der Mensch sein ganzes Leben lang zwischen zwei Polen der Angst hin- und hergeworfen sei: zwischen Lebensangst und Todesangst. Die Lebensangst sei die Angst, sich dem Leben als ein isoliertes Wesen zu stellen, die Angst vor der Individuation, davor, »vorwärts zu gehen«, »aus der Natur hervorzutreten«. Die Todesangst sei die Furcht vor der Auslöschung, dem Verlust der Individualität, davor, sich wieder im Ganzen aufzulösen. Natürlich können diese Ängste als »frühkindliche Ängste« erkannt werden, aber sie sind auch Grunddimensionen des menschlichen Daseins und für den erwachsenen Menschen von großer Bedeutung.

In seiner »Existentiellen Psychotherapie« versucht Yalom (1989) diese Grundbedingtheiten des menschlichen Seins in den Kontext der Psychotherapie einzubeziehen. Die Fragen der Ohnmacht, der Sinnlosigkeit, aber auch der Sinn-Setzung und Bezogenheit sind hierbei die zentralen Themen, die zwar noch an den Raum des Inneren Kindes erinnern, aber, so dargestellt und benannt, direkt in die Welt der Erwachsenen führen.

Die »Arbeit mit dem Inneren Kind« zwingt dazu, dass sich die separaten Identitäten der psychotherapeutischen Schulen integrativ miteinander in Beziehung setzen müssen: Sicher geglaubte Identität der eigenen Theorie und Praxis geht über in den unsicheren Raum der Begegnung mit dem anderen. Die postmoderne Identitätskonstruktion in ihrer Vorstellung, dass es mehrere, locker miteinander vernetzte Zentren der Identität gibt, die je nach Kontext zum Tragen kommen, bietet einen sehr fruchtbaren Rahmen für die Arbeit mit dem Inneren Kind. Unter den verschiedenen klinischen Fragestellungen und Anforderungen lassen sich, so glaube ich, die unterschiedlichen Ansätze miteinander verweben: Zwar behalten die einzelnen Fäden der unterschiedlichen theoretischen Konzepte ihre Identität, fügen sich aber zu einem hinreichend tragfähigen Ganzen zusammen.

Literatur

Asper K (1988).Von der Kindheit zum Kind in uns. München: dtv 1995.

Bair D (2005). C. G. Jung – Eine Biographie. München: Knaus.

Baumgart U (1987). König Drosselbart und C. G. Jungs Frauenbild. Kritische Anmerkungen zu Anima und Animus. Freiburg: Walter Verlag.

Bellak L, Hurvich M, Gediman HK (1973). Ego-Functions in Schizophrenics, Neurotics and Normals. A systematic study of conceptual, diagnostic and therapeutic aspects. New York: Wiley.

Benedetti G, Peciccia M (2001). Selbstbild, therapeutisches Spiegelbild, Selbstobjekt und Übergangsobjekt im Traum und in der Imagination. In: Forum für Kunsttherapie; 14: 1/2 (Doppelnummer).

Bolle R (1991). Die kulturelle Integration prä- und perinataler Erlebniszustände am Beispiel des Umgangs mit psychoaktiven Substanzen In: Janus L (Hrsg). Die kulturelle Verarbeitung prä- und perinatalen Erlebens. Heidelberg: Textstudio Gross; 34–47.

Bolle R (2005a). Vom Fluss der inneren Bilder und den Ufern des Bewusstseins ... In: Die Kunst der Kunst-Therapie. Bd. 1: Aus in der Mitte. Dresden: Michel Sandstein Verlag; 113–22.

Bolle R (2005b). Schattengeschwister ... Die Aktive Imagination nach C. G. Jung und die katathym-imaginative Psychotherapie (KIP) nach H. Leuner. In: Kottje-Birnbacher et al. (Hrsg). Mit Imaginationen therapieren. Neue Erkenntnisse zur katathym-imaginativen Psychotherapie. Lengerich, Berlin: Pabst; 37–50.

Bradshaw J (1990). Das Kind in uns – wie finde ich zu mir selbst? München: Droemer Knaur München 1992.

Bunz-Schlösser G (2003). Hand in Hand mit dem inneren Kind. München: Mvg Verlag.

Dieckmann H (1991). Komplexe Diagnostik und Therapie in der Analytischen Psychologie. Berlin, Heidelberg, New York: Springer.

Dornes M (1993). Der kompetente Säugling. Die präverbale Entwicklung des Menschen. Frankfurt/M.: Fischer.

Egger B (1984). Bilder verstehen. Wahrnehmung und Entwicklung der bildnerischen Sprache. Bern: Zytglogge.

Giegerich W (1989). Drachenkampf oder Initiation in das Nuklearzeitalter. Bern: Spiegelverlag.

Günter M (2003). Psychotherapeutische Erstinterviews mit Kindern. Winnicotts Squiggletechnik in der Praxis. Stuttgart: Klett-Cotta.

Jung CG (1916). Die transzendente Funktion. In: GW 8. Freiburg: Walter Verlag 1982.

Jung CG (1923). Über die Entwicklung und Erziehung des Kindes. In: GW 17. Freiburg: Walter Verlag 1985.

Jung CG (1928). Die Beziehung zwischen dem Ich und dem Unbewussten. In: GW 7. Freiburg: Walter Verlag 1981.

Jung CG (1934). Allgemeines zur Komplextheorie. In: GW 8. Freiburg: Walter Verlag 1982.

Jung CG (1940). Zur Psychologie des Kinderarchetypus. In: GW 9/1. Freiburg: Walter Verlag 1985.

Jung CG (1946). Die Psychologie der Übertragung. In: GW 16. Freiburg: Walter Verlag 1984.

Jung CG (1955/1956). Mysterium Coniunctionis I und II. In: GW 14/1 und 14/2. Freiburg: Walter Verlag 1984.

Jung CG (1971). Erinnerungen, Träume, Gedanken. Hrsg. v. Aniela Jaffé. Freiburg: Walter Verlag.
Kast V (1996). Die Dynamik der Symbole. München: dtv.
Leuner H (1962). Die experimentelle Psychose. Berlin, Göttingen, Heidelberg: Springer.
Leuner H (1981). Halluzinogene – psychische Grenzzustände in Forschung und Psychotherapie. Bern, Stuttgart, Wien: Huber.
Müller L (1986). Suche nach dem Zauberwort. Identität und schöpferisches Leben. Stuttgart: Kreuz Verlag.
Neumann E (1980). Das Kind. Struktur und Dynamik der werdenden Persönlichkeit. Fellbach: Bonz-Verlag.
Rank O (1931). Technik der Psychoanalyse II: Die Analyse des Analytikers. Leipzig: Franz Deuticke.
Reddemann L (2001). Imagination als heilsame Kraft. Stuttgart: Klett-Cotta.
Riedel I (1992). Maltherapie. Stuttgart: Kreuz Verlag.
Rowling JK (1997, 1999, 1999, 2000, 2003, 2005). Harry Potter. Bd. 1–6. Hamburg: Carlsen.
Rubin J (2005). Artful Therapy. Hoboken: John Wiley & Sons.
Rubin J et al. (1990). Richtungen und Ansätze der Kunsttherapie. Theorie und Praxis. Karlsruhe: Gerardi.
Sachsse U (2004). Traumazentrierte Psychotherapie. Theorie, Klinik und Praxis. Stuttgart, New York: Schattauer.
Samuels A (1989). Jung und seine Nachfolger. Stuttgart: Klett-Cotta.
Schattmayer-Bolle K (2005). Begleitendes Malen als dialogische Methode in der Kunst- und Gestaltungstherapie. In: Die Kunst der Kunst Therapie. Bd. 1: Aus in der Mitte. Dresden: Michel Sandstein Verlag; 150– 4.
Schaverien J (1992). The Revealing Image. London, Philadelphia: Springer.
Schmidt W (2004). Mit sich selbst befreundet sein. Frankfurt/M.: Suhrkamp.
Schuster M (1990). Die Psychologie der Kinderzeichung. Analytical art psychotherapy in theory and practice. Berlin, Heidelberg, New York: Springer.
Schwartz-Salant N (1991). Die Borderline-Persönlichkeit. Vom Leben im Zwischenreich. Freiburg, Olten: Walter Verlag.
Sinapius P (2005). Therapie als Bild – Das Bild als Therapie. Frankfurt/M.: Lang.
Stern D (1992). Die Lebenserfahrung des Säuglings. Stuttgart: Klett-Cotta.
Stern D (1995). Die Mutterschafts-Konstellation. Eine vergleichende Darstellung verschiedener Formen der Mutter-Kind-Psychotherapie. Stuttgart: Klett-Cotta.
Whitmont E, Perera S (1992). Träume – eine Pforte zum Urgrund. Göttingen: Burgdorf.
Winnicott D (1995). Vom Spiel zur Kreativität. Stuttgart: Klett-Cotta.
Yalom I (1989). Existentielle Psychotherapie. Köln: Edition Humanistische Psychologie.

2 Das Konzept »Inneres Kind« und die Dialektisch-behaviorale Therapie (DBT) nach Marsha Linehan

2.1 Dialektisch-behaviorale Therapie (DBT) und Skills-Training für Innere Kinder

Christine Unckel

Die Dialektisch-behaviorale Therapie (DBT) wurde von Marsha Linehan und ihren Mitarbeitern und Mitarbeiterinnen für Menschen entwickelt, die sich selbst verletzen bzw. latent suizidal sind (Linehan 1996a, 1996b; Bohus 2000, 2002; Kröger u. Unckel 2006). Meist sind dies Patientinnen, deren Problematik als Borderline-Persönlichkeitsstörung (BPS) (Kernberg et al. 2000) oder als komplexe Posttraumatische Belastungsstörung (kPTBS) mit Selbstverletzung (Sachsse 2004) diagnostiziert wird.

Dialektisch ist die Therapie deshalb, weil sie auf der einen Seite die Not und das Elend der Patientin sieht und wahrnimmt und alle Bemühungen wertschätzt, »validiert«, die eine Patientin zum Bewältigen, zum Coping ihrer Problematik gefunden hat, und auf der anderen Seite die Patientin ermuntert, neue Fertigkeiten zu versuchen und die Entwicklungsschritte dorthin lobt (so genanntes vorsichtiges »Cheerleading«). Der Begriff »dialektisch« hat hier also eine andere Bedeutung als bei Hegel oder bei Karl Marx oder im Besinnungsaufsatz der gymnasialen Oberstufe. Im Deutschen wäre vielleicht formuliert worden: gründlich ausbalancierte Verhaltenstherapie für Borderline-Persönlichkeitsstörungen. Das lässt sich nur nicht gut abkürzen.

Jede Therapie beginnt natürlich mit einer ausführlichen Diagnostik. Die Anamnese von Borderline-Patientinnen hört sich nicht selten an wie ein Horror-Roman. Es ist nicht leicht, die Balance zwischen persönlicher Überidentifikation mit therapeutischem Übereifer und offener Ablehnung zu finden. Und es ist notwendig, sich selbst als Therapeut Unterstützung durch gute Supervision zu holen, wann immer man an oder während der Therapie zu verzweifeln droht. Denn nur dann ist dem Therapeuten das möglich, was die Patientinnen so dringend brauchen: Validierung der realen Not und Vorschläge für Veränderungsstrategien gegen das dysfunktionale Verhalten auszubalancieren. Validierung bedeutet: Wertschätzung, Ernstnehmen, Bedeutung zusprechen. Eine ausschließliche Validierung der bisher im Leben gefundenen Lösungen würde aber die Gefahr des Stillstands beinhalten: »Es ist also alles gut und in Ordnung, ich brauche mich gar nicht zu entwickeln.« Also ist es erforderlich, in der Therapie Entwicklung zu fördern und oft auch zu fordern. Eine permanente Anforderung, sich zu verändern, würde aber die Gefahr beinhalten, dass die Patientin ihr vertrautes Selbstbild nur wieder bestätigt fände: »Ich bin nichts, kann nichts, muss immer nur besser werden – und das schaff ich doch sowieso nie.« Genau so ist es ihr viel zu oft in der Kindheit und in bisherigen Therapien ergangen. Das invalidiert, entmutigt, entwertet, fördert Resignation. Die Balance, das Pendeln, die Dialektik dieser beiden richtigen, aber manchmal als konträr erlebten Positionen ist die Kunst der DBT.

Pathogenese der Borderline-Persönlichkeitsstörung

Zum Verständnis der Therapiestrategie der DBT ist es hilfreich, Marsha Linehans Konzept der Genese der Borderline-Persönlichkeitsstörung zu verstehen. Diese biosoziale Theorie wird den Patientinnen am Beginn jeder Therapie erklärt. Eine genaue, partnerschaftliche Information ist wesentlicher Bestandteil der Therapie.

Borderline-Patientinnen sind häufig von Geburt an besonders sensitive Kinder mit biologisch bedingten, angeborenen oder erworbenen Defiziten in ihrer Möglichkeit der Emotionsregulation. Die Patientinnen wachsen zudem oft in einem sie invalidierenden, abwertenden und als inkompetent diskreditierenden Umfeld auf und sind zusätzlich häufig Realtraumata wie Misshandlung und Missbrauch ausgesetzt. Dies bedeutet für die Borderline-Patientinnen auch als Erwachsene noch erschwerte Bedingungen, sowohl im Umgang mit sich selbst als auch im Kontakt zu anderen Menschen. Denn durch das prä-, peri- und postnatal entstandene psychophysiologische Defizit der Emotionsregulation kann eine erhöhte emotionale Vulnerabilität entstehen. Diese erhöhte Verletzlichkeit wird für die Betroffenen verstärkt durch hohe Sensitivität, hohe Reaktivität und verlangsamte Rückkehr der physiologischen Erregungskurve zum Ausgangsniveau:

- **Die hohe Sensitivität** bedingt, dass Borderline-Patientinnen meist schneller emotional reagieren als andere Menschen und auch häufig schneller, als sie selbst die Situation kognitiv erfassen können. Die Betroffenen verfügen über eine ausgesprochen niedrige Reizschwelle für emotionale Reaktionen. Sie »regen sich *viel zu schnell* auf«.
- Dazu kommt eine **hohe Bereitschaft zur Reaktivität.** Borderline-Patientinnen zeigen häufig extreme Reaktionen auf Auslöser, die auf andere Menschen minimal wirken. Sie »regen sich viel zu sehr, *viel zu heftig*« auf. Dies führt zu Unverständnis bei anderen, aber auch zu Schwierigkeiten für die betroffenen Pati-

entinnen selbst, die häufig nicht in der Lage sind, ihre Reaktionen wie Schreien, Um-sich-Schlagen, Erschrecken, Weglaufen oder Türenknallen zu erklären. Denn die starken Erregungszustände beeinträchtigen die kognitiven Prozesse der Patientinnen, die dadurch unfähig werden, sich selbst zu verstehen und für andere verstehbar auszudrücken.
- Besonders schwierig auszuhalten ist für die Patientinnen selbst die **langsame Rückkehr zum Ausgangsniveau der psychophysiologischen Erregungskurve.** Sie »regen sich *viel zu lange* auf und können sich gar nicht wieder abregen, gar nicht wieder beruhigen«. Die erhöhten Spannungszustände halten lange an und bewirken damit zusätzlich eine noch stärker erhöhte Sensitivität für den nachfolgenden emotionalen Stimulus. Das bedeutet: Die Patientin befindet sich rasch in einem für sie unüberschaubaren Gefühlsstrudel mit einem Circulus vitiosus. Um diese Sensitivität handhaben, »bändigen« zu lernen, besuchen die Patientinnen das Skills-(Fertigkeiten-)Training und nehmen an weiteren Angeboten der DBT teil.

DBT-Grundannahmen

Die DBT stützt sich auf feste Grundannahmen, die das Kernstück der Therapie sind:
- Die Patientinnen geben sich wirklich Mühe.
- Die Patientinnen wollen sich verändern.
- Die Patientinnen müssen sich mehr anstrengen, härter arbeiten und stärker motiviert sein, sich zu verändern, als Patientinnen anderer Störungsbilder.
- Die Patientinnen haben nicht alle ihre Schwierigkeiten selbst verursacht, aber sie müssen sie selbst lösen.
- Das Leben suizidaler Borderline-Patientinnen ist so, wie sie es gegenwärtig empfinden, unerträglich.
- Die Patientinnen müssen in allen relevanten Lebensbereichen neues Verhalten erlernen.
- Die Patientinnen können in der Therapie nicht versagen.
- Therapeuten, die Borderline-Patientinnen behandeln, brauchen Unterstützung.

Daraus ergibt sich, dass weder der Therapeut noch die Klientin scheitern können. Dies wird am Beginn der Therapie mit der Patientin besprochen und festgelegt, in einem **Vertrag** schriftlich fixiert und sowohl der Patientin als auch dem Therapeuten ausgehändigt. In dem Vertrag ist auch suizidales Handeln ausdrücklich ausgeschlossen. Sollte es dazu kommen, ist der Vertrag zunächst einmal gebrochen, muss ganz neu ausgehandelt und geschlossen werden, und es bedarf guter Gründe, weiter miteinander zu arbeiten.

Behandlungsstruktur

In der DBT ist der Ablauf der Therapie im Ganzen und in jeder Therapiestunde im Einzelnen genau geregelt, »hierarchisiert«. Es geht generell darum, immer die Balance zwischen Akzeptanz und Veränderung zu finden. (Und im Zweifelsfall stimmt ein weiterer Wahlspruch Marsha Linehans: »Be flexible!«)

Zur Therapie in der DBT gehören folgende Bausteine:

- Einzeltherapie
- Telefonberatung
- Supervision
- ergänzende Therapiestrategien (Medikation, Körpertherapie)
- Skills-Training

Einzeltherapie

Die äußere Struktur der Einzeltherapie sieht so aus: Zunächst werden die Patientinnen über die Art der Behandlung aufgeklärt, und Therapeut und Klientin ringen so lange miteinander, bis eine Zustimmung (»Commitment«) von beiden Seiten zu den Behandlungszielen erreicht werden kann. Das geschieht durch die Motivationsanalyse und Zielbestimmung. DBT beginnt nach Marsha Linehan erst dann, wenn sich mindestens zwei Therapeuten zusammengefunden haben. Sie postuliert: »Für DBT braucht man zwei Therapeuten.« Die Therapie beginnt dann, wenn mindestens zwei Therapeuten bereit sind, mit der Patientin zu arbeiten: möglichst eine für das Skills-Training (in der Gruppe oder notfalls auch einzeln) und eine für die Einzeltherapie. In der Dialektik: eine Therapeutin zum Pushen, eine Therapeutin zum Validieren. Was das inhaltlich bedeutet, wird noch deutlich werden.

Die Therapie teilt sich dann in **drei Therapiephasen** mit festem Ablauf: In der **ersten** Therapiephase steht die Frage nach suizidalem und parasuizidalem Verhalten an vorderster Stelle. In der **zweiten** Therapiephase werden, falls vorhanden und erforderlich, Posttraumatische Belastungsstörungen durchgearbeitet. In der **dritten** Phase geht es um Steigerung der Selbstachtung und um das Entwickeln und Umsetzen eigener Ziele.

Während der Einzeltherapie gibt es ebenfalls einen festen **Fragenablauf**: Gab es seit der letzten Stunde parasuizidales Verhalten, Problemverhalten oder Verhalten, das die Therapie stört?

Die Patienten tragen ihre Befindlichkeit und ihre Handlungen (z. B. Schneiden: ja/nein) wöchentlich in einen Hausaufgabenbogen ein. Damit soll innerhalb der ersten zehn Minuten der Fokus der Therapiestunde feststehen.

Es ist wichtig zu betonen, dass diese Struktur nicht völlig starr ist. Marsha Linehan fand dafür folgende Vergleiche: »Skills-Training und Therapiestruktur sind wie Etüden. Therapie ist wie Jazz.« Sobald Themen der höheren Hierarchien wie Suizidalität oder Parasuizidalität wieder auftauchen, sind sie sofort wieder im Fokus der Therapie. Die erste Therapiephase kann so beispielsweise bis zu einem Jahr dauern, und auch danach kann Suizidalität immer wieder Thema sein. Suizidalität und Parasuizidalität erfahren immer oberste Priorität.

Tab. 2-1: Sekundäre Ziele in der DBT

Erhöhen	Verringern
• emotionale Modulation	• emotionale Reaktivität
• Selbstvalidierung	• Selbstinvalidierung
• realistische Einschätzung	• krisenerzeugendes Verhalten
• emotionales Erleben	• Blockierung von Trauer
• aktive Problemlösung	• aktive Passivität
• akkurater Ausdruck von Emotionen	• stimmungsabhängiges Verhalten

Telefonberatung

Außer der Skills-Gruppe stellt auch die telefonische Kurzberatung (oder auch Situationscoaching) eine Besonderheit der DBT dar. Ambulante Borderline-Patientinnen geraten häufig in existenzielle Krisensituationen, bevor sie neue Fertigkeiten (Skills) zum Umgang mit sich selbst, besonders mit ihren Spannungszuständen und Emotionen, so gut erlernt haben, dass sie diese spontan sinnvoll einsetzen können. Diese Krisensituationen können meist spontan gut geklärt werden, indem von der Therapeutin oder dem Therapeuten an bestimmte Skills erinnert wird. Eine Eskalation der Situation soll auf diese Weise sofort verhindert werden. Jede Patientin hat außerhalb der Therapiestunden in Krisensituationen jederzeit die Möglichkeit, ihren Therapeuten oder ihre Therapeutin anzurufen. Dies gilt auch außerhalb der normalen Arbeitszeiten und an Wochenenden. Für das Krisentelefonat gelten feste Regeln, die der Patientin am Anfang der Therapie erläutert werden. Die Telefonate sollen zeitlich begrenzt werden und ersetzen keine Therapie. Nimmt allerdings die Telefonzeit überhand, sodass die Therapeutin ihre eigenen Grenzen nicht mehr gewahrt sieht, kann es notwendig und sinnvoll sein, die Zeit, die für die Telefonate verwendet wird, von den Einzelstunden abzuziehen.

Supervision

Für alle DBT-Therapeuten ist die Teilnahme an der Supervisionsgruppe unbedingte Pflicht. So können Burn-out-Syndrome und Grenzüberschreitungen auf Dauer verhindert werden. Borderline-Therapeuten müssen sich regelmäßig Unterstützung bei Kollegen und Supervisoren holen, um selbst weiterhin ihre Patientinnen unterstützen zu können. Sekundäre Ziele der DBT sind in der Tabelle 2-1 aufgeführt.

Besonderheiten der DBT im Umgang mit selbstverletzendem Verhalten (SVV)

Sowohl in der stationären als auch in der ambulanten Therapie gilt eine feste Regel: Nach selbstverletzendem Verhalten (SVV, Sachsse 1996) fallen für 24 Stunden alle Therapien aus (Time-out). Stattdessen wird die Patientin gebeten, einen

Fragebogen zur Verhaltensanalyse (VA) auszufüllen, um der Therapeutin und sich selbst zu erklären, warum nichts anderes möglich war, als sich selbst zu verletzen. Passiert das öfter oder gezielt (z. B. um Therapie zu vermeiden), kann vereinbart werden, das Time-out auch auf eine Woche oder zwei Therapiestunden auszudehnen. Wenn irgend möglich werden Patientinnen, die stationär behandelt werden und durch ihr Verhalten ein längeres Time-out provoziert haben, nicht auf die geschlossene Station verlegt, sondern eher nach Hause oder in die Jugendherberge geschickt. Kommen die Patientinnen dann zurück, wird als Erstes die Verhaltensanalyse miteinander geklärt. Stationär klären die Patientinnen nicht nur mit dem Therapeuten die VA, sondern auch mit den Mitpatientinnen und dem Pflegepersonal. Erst wenn alle verstanden haben, warum das SVV notwendig war, kann die Patientin die Therapien wieder besuchen. Ambulant ist es sinnvoll, individuelle Vereinbarungen zu treffen – beispielsweise das Ausfallen einer Therapiestunde, unabhängig von der 24-Stunden-Regelung.

Mit SVV kann natürlich auch ganz anders umgegangen werden, wie es auf der Station 9 für kPTBS in Göttingen der Fall ist (Sachsse 2004). Dort wird versucht, SVV dadurch zu reduzieren, dass es möglichst wenig beachtet und so quasi »gelöscht« wird. Auch dieses Vorgehen ist nachweislich wirksam (Sachsse et al. 2006), entspricht aber nicht dem Vorgehen der DBT.

Stationäre Therapie

Die stationäre Therapie ist gegliedert in **drei Behandlungsphasen**:

- **1. Stufe** (1. bis 3. Woche): Während der ersten Wochen erarbeiten sich Therapeut und Patientin die Verhaltensanalyse des letzten Suizidversuchs oder der letzten schweren Selbstverletzung. Diese stellen beide gemeinsam dem gesamten Team (Einzeltherapeut, Oberarzt, Körpertherapeutin, Psychologen [Skills-Trainer], Sozialpädagogen und Pflegepersonal) vor. Wenn alle einverstanden sind und die VA verstanden haben, überlegen alle, wie sie dieser Patientin helfen können.
- **2. Stufe** (4. bis 9. Woche): Das Skills-Training und die Körpertherapie kommen nun zu den zwei Stunden Einzeltherapie dazu. Außerdem werden die Basisgruppe, die Achtsamkeitsgruppe und die Bezugsgruppe weitergeführt. – In der Basisgruppe können die Patientinnen die Therapeuten alles fragen, was sie schon immer über ihre Erkrankung wissen wollten. Sinnvollerweise legen die Patientinnen zusammen das Thema vorher fest; Beispiele können sein: Wie erkläre ich meinen Angehörigen, was BPS ist? Was ist Spannung? – In der Achtsamkeitsgruppe wird achtsames Wahrnehmen ohne Bewerten geübt. Bewertet eine Patientin, klingelt eine andere mit einer Glocke. – Die Bezugsgruppe ist eine Selbsthilfegruppe der Patientinnen ohne Therapeuten.
- **3. Stufe** (10. bis 12. Woche): Nun kann das Skills-Training zugunsten eines Arbeitsversuchs gemindert werden. Außerdem wird die ambulante weiterführende Therapie zu Hause geplant und unter Umständen auch schon das Übernachten zu Hause geübt.

Ambulante Therapie

Die ambulante Therapie unterscheidet sich von der stationären im Angebot. Sie ist auf zwei Jahre angelegt mit zwei Stunden Einzeltherapie pro Woche und einem Jahr eineinhalb Wochenstunden Skills-Training in der Gruppe. Körpertherapie bieten manchmal Physiotherapeuten an, die eventuell »über Rezept« abrechnen können. Außerdem wird eng mit einem niedergelassenen Psychiater zusammengearbeitet, um Medikation und somatische Diagnostik abzustimmen. Stationäre Aufnahmen in Krisen sind möglich, sollten aber unnötig werden und keinesfalls verstärkend wirken. Telefonkontakte sind erlaubt und erwünscht.

Nach den vorliegenden Forschungsergebnissen ist die DBT im Vergleich zu anderen Therapien gegenwärtig besser untersucht und diesen überlegen. Marsha Linehan sagt über die DBT: »Sie ist nicht perfekt, aber das Beste, was wir momentan leisten können.«

Skills-Training

Marsha Linehan hat einmal gesagt: »Die Skills sind der Ton, aus dem der Einzeltherapeut das Gefäß formt.« Skills sind Fähigkeiten, Fertigkeiten. Skills haben wir alle, sonst brauchen wir sie. Ohne Skills sind wir nicht lebensfähig. Wenn wir in den kritischen Entwicklungsphasen unserer Kindheit bestimmte Fähigkeiten nicht gelernt haben, dann fehlt uns etwas. Als Erwachsene können wir uns das auch noch aneignen, aber es bleibt holpriger, als wenn wir es in der dafür vorgesehenen Phase der Kindheitsentwicklung gelernt hätten. Auch heute können Sie noch Schwäbisch lernen, aber Sie werden es nie so selbstverständlich und flüssig sprechen, als wenn Sie es mit einem Jahr von Ihrer schwäbischen Mutter gelernt hätten.

Im Skills-Training oder Fertigkeiten-Training werden (im günstigsten Fall) von zwei nicht mit dem Einzeltherapeuten identischen Therapeuten Strategien vermittelt, die die Patientin einsetzen kann, um Achtsamkeit zu üben, um Spannung zu reduzieren oder um Emotionen und Stress zu vermindern, bevor überhaupt Spannung entsteht oder so stark wird, dass sie als überwältigend erlebt und erfahren wird. Außerdem werden zwischenmenschliche Fertigkeiten eingeübt, die zunächst im Rollenspiel und dann im täglichen Leben erprobt werden. Die DBT formuliert »Skills« – nicht »Abilities« oder »Mastership« –, um den Charakter des Handwerklichen dieser Fertigkeiten zu betonen. Skills hat der Heimwerker, wenn er ein Möbelstück zusammenbaut. Die Wahl der richtigen, tatsächlich wirksamen Skills entscheidet darüber, wie gut das Möbelstück nachher aussieht, wie wenig Narben also die Patientin im Laufe ihrer Lebensjahre davonträgt.

Nicht in jedem Anspannungsbereich ist jeder Skill angebracht. Die DBT unterteilt unter klinischen Aspekten die subjektive Stresswahrnehmung in drei Bereiche:

- Von 0 bis 30% subjektiv empfundener Stress ist der Bereich niedrigen Stresses. Null Stress gibt es übrigens gar nicht. Im Schlaf und insbesondere im Traum sind wir zeitweise erheblich im Stress. Und wir brauchen nur einmal zu versu-

chen, fünf Minuten keine Luft zu holen. Wenn wir keine gut trainierten Perlentaucherinnen sind, halten wir diesen Stress nie und nimmer durch. Wir haben zur Sauerstoffregulierung sogar ein eigenständiges Stress-System. Also: Bei gar keinem Stress sind wir tot. Bis etwa 30% sind wir gelassen, ausgeglichen, meditativ oder kontemplativ, versonnen und still. In diesem Zustand tanken wir auf, genießen viele schöne Dinge und können gut Achtsamkeitsübungen machen, wie sie in der Basisgruppe vermittelt werden.
- Zwischen 30 und 70% liegt der Bereich des mittleren Stresses. Wir sind angeregt, manchmal auch aufgeregt, aber stets unter Kontrolle. In diesem Bereich lernen wir, arbeiten wir, gehen mit uns selbst und mit unseren Mitmenschen um. Wir können sowohl selbstbezogen als auch sozial sein. In diesem Bereich üben wir darum den Umgang mit Gefühlen, und wir üben zwischenmenschliche Fertigkeiten.
- Über 70% sind wir im Hochstressbereich. In diesem Zustand können wir nicht mehr klar denken, haben einen Tunnelblick oder blicken gehetzt, haben Herzrasen, hohe Darmmotilität, zittern leicht und stehen unter nicht oder kaum zu kontrollierender Anspannung. In diesem Zustand lernen wir gar nichts mehr. Wir haben nur ein Ziel: Stress, lass nach! Dieser Zustand soll aufhören, soll vorbeigehen. Um diesen Zustand wieder zu verlassen, brauchen wir Hochstress-Skills. Die erwerben wir in der Stresstoleranz-Gruppe.

Fast alle Menschen mit gravierenden psychischen Problemen, Symptomen oder Erkrankungen fehlen bestimmte Fähigkeiten. Die Psychoanalyse konzeptualisiert solche Fähigkeiten als »Ich-Funktionen«, die Verhaltenstherapie als Verhaltenspassiva. Besonders gilt das für Patienten mit Persönlichkeitsstörungen. Schon wenn man sich die Kriterien-Kataloge des DSM anschaut, wird deutlich: Dieser Patientengruppe mangelt es an vielen Fähigkeiten und Fertigkeiten. Diese Patienten brauchen mehr Skills, und sie brauchen ganz bestimmte, ganz spezifische Skills. Extra dafür wurde ein Fertigkeiten-Training, eben das »Skills-Training« der DBT entwickelt.

Zunächst ein paar Worte zum üblichen Skills-Training. Jede Patientin muss am Fertigkeiten-Training teilnehmen, es ist ein unverzichtbarer Anteil der DBT. Dort können die Patientinnen lernen, mit sich selbst kompetenter umzugehen, bessere Selbstfürsorge zu erwerben, sich selbst besser zu »managen«, mit sich selbst in Schwierigkeiten etwas Produktives anzufangen und aus inneren Patt-Situationen selbst wieder herauszukommen.

Vier Module umfasst das Skills-Training. In den niedrigen Spannungskurven bis etwa 30% wird Achtsamkeit, bis etwa 50% wird Umgang mit Gefühlen, bis 70% werden zwischenmenschliche Fertigkeiten angewendet bzw. erst einmal in den Skills-Gruppen erlernt. Ab einer Anspannung von etwa 70% können nur noch Stresstoleranz-Skills angewendet werden.

Stresstoleranz

Ist die Anspannung auf ihrer Spitze, subjektiv also zwischen 70 und 100%, ist nur noch wenig möglich. Zunächst muss man dies anerkennen: »Ich stehe unter hoher Anspannung. Das ist eine Tatsache, und ich akzeptiere sie.« (Radikale Akzeptanz) Danach: »Einen Schritt zurückgehen, Abstand halten zu meinem Chaos! Ich denke nur an die nächste Viertelstunde.«

Was jetzt noch möglich ist: Der Einfluss starker Sinnesreize. Dazu muss man nicht mehr denken oder mit anderen Menschen umgehen können. Es wäre ja auch nicht mehr möglich.

Patientinnen, die häufig in unkontrollierbare Hochstress-Situationen geraten, werden aufgefordert, einen »Notfallkoffer« bei sich zu haben. Eine Patientin meinte einmal witzelnd, jede Damenhandtasche sei in Wirklichkeit ein »Notfallkoffer«. Jede Patientin wählt die für sie am besten wirksamen Skills aus und packt sie in eine kleine Tasche, einen Rucksack oder eben in jene ominöse Damenhandtasche. Die Skills soll sie immer dabei haben und anwenden, sobald sie merkt, dass die Spannung steigt.

Stresstoleranz-Skills bestehen im Einsatz ungefährlicher »Hilfsmittel«, zum Beispiel:

- laute Geräusche (Knackfrosch; manche Arten von Techno-Musik)
- ätzende, intensive Gerüche (Ammoniak, das auf Dauer aber zu Schädigungen der Nasenschleimhaut und -scheidewand führen kann; Minzöl)
- kurze, nichtinvasive Schmerzreize, etwa durch ein schnappendes Gummiband, durch Cayennepfeffer, Cool Packs oder Eiswürfel zwischen die Zähne

Diese Skills sollen starke Sinnesreize auslösen, um so eine Neuorientierung in belastenden Situationen zu ermöglichen. Das funktioniert nach ähnlichem Prinzip wie das Schneiden, aber ohne dabei den Körper zu gefährden oder gar zu schädigen. Diese Stresstoleranz-Skills sollen mit der Zeit automatisch in Situationen eingesetzt werden können, in denen die Patientin dissoziiert und der Selbstverletzungsdrang bislang angestiegen ist. So soll der Patientin wieder ein situationsangemessenes, überlegtes Handeln ermöglicht werden. Diese Übungen können dann angewendet werden, wenn die Spannung auf einer inneren Skala von 0 (gar keine Stress-Spannung) bis 100 (völlig überfordernder Spannungszustand) über 70 gestiegen ist und kein ruhiges Denken mehr möglich ist.

Umgang mit Emotionen

Im »Umgang mit Emotionen« lernen die Patientinnen – oft zum ersten Mal in ihrem Leben –, Emotionen wie Angst, Wut, Scham, Schuld, Trauer, Ekel, Neugier und Freude zu erkennen, zu benennen und ihre Bedeutung für ihr Handeln zu begreifen. Emotionen sind orientierende Signale für uns selbst: Aha, das oder der macht mich gerade also wütend. Und Emotionen sind soziale Signale für andere: Was du da mit mir machst, macht mich wütend! Störungen in der Emotionswahrnehmung führen zu Unsicherheit im Umgang mit sich selbst und mit anderen Menschen, und sie bedingen die unerträglichen Spannungszustände.

Die Patientinnen müssen lernen, das Chaos der Gefühle zu sortieren und sich nicht mehr davon überwältigen zu lassen. Gleichzeitig gilt es aber auch, nicht nur angenehme, sondern auch unangenehme Gefühle zuzulassen und auszudrücken.

Nur so kann eine kompetente Steuerung eigener Gefühle erlernt werden. Wir sind nicht unsere Gefühle, wir haben Gefühle. Das ist vielleicht erst einmal fremd, hilft aber dabei, die Kontrolle über die Gefühle zu bekommen und zu behalten. Im Skills-Training versucht man, Gefühle zu beobachten, zu beschreiben und in ihren Auswirkungen verstehen zu lernen. Dadurch kann man lernen, die innere Verwundbarkeit zu verringern und den positiven Gefühlen mehr Raum zu geben.

Diese Übungen kann man noch auf einem relativ hohen Niveau, also bei einer Spannung bis 50 durchführen.

Zwischenmenschliche Fähigkeiten

Zwischenmenschliche Skills sind dafür gedacht, Beziehungen zu knüpfen und zu pflegen, in Begegnungen mit anderen Selbstachtung zu behalten und eigene Ziele bei anderen durchzusetzen. In der Beziehung mit anderen geht es darum, sich zu entscheiden, ob es in der Situation wichtiger ist, Beziehungen zu anderen aufrechtzuerhalten oder seinen eigenen Willen durchzusetzen. Häufig ist es ein Abwägen zwischen Prozentanteilen von beidem. Häufig geht beides, manchmal muss man allerdings Prioritäten setzen.

Da das Skills-Training in der Gruppe durchgeführt wird, ist hier auch der Ort zum Einüben und Erlernen neuer zwischenmenschlicher Fähigkeiten. Es geht darum, eigene Grenzen und Bedürfnisse zu spüren sowie eigene Ziele auf eine Art und Weise durchzusetzen, die Beziehungen zu anderen Menschen nicht gefährdet, ohne sich selbst aufgeben zu müssen.

Diese Übungen können in der Spannungskurve bis 60 durchgeführt werden.

Achtsamkeit

Mit Innerer Achtsamkeit wird der Patientin die Möglichkeit eröffnet, sich selbst besser wahrzunehmen, sich zu spüren und sich selbst in der eigenen Wahrnehmung zu vertrauen. Es geht vor allem darum, sich im Hier und Jetzt sicher zu fühlen und ohne Be- oder Entwertung in der Situation bleiben zu können. Die Ziele des Achtsamkeits-Trainings sind:

- Bewusstsein im Alltag zu gewinnen
- mehr Steuerungsmöglichkeiten über sich selbst zu bekommen
- Gefühl und Verstand in ein Gleichgewicht zu bringen und auf diese Weise zum »wahren Selbst« zu gelangen

Dafür ist es nötig, sich seiner selbst gewahr zu werden und emotionale wie rationale Anteile zu erkennen und in Einklang zu bringen. Dabei sollte man achtsam wahrnehmen, das bedeutet:

- ein Beobachten von Gedanken und Gefühlen, wie sie kommen und gehen
- im Inneren beschreiben, was man beobachtet (ganz wichtig: ohne zu bewerten!)
- »Einswerden« mit der Umgebung, teilnehmen, ohne darüber nachzudenken

Die Übungen zur Inneren Achtsamkeit kann man nur bei ganz niedriger Spannung bis höchstens 30 anwenden, wenn die Gedanken Ruhe finden können.

Tab. 2-2: Überblick über die Entwicklungspsychologie

Alter (Jahre)	Piagets Entwicklungsphasen	Kegans Phasen der Selbst-Entwicklung	Skills
0 bis 2	Instinkte und Triebe	einverleibend, auf sich selbst fixiert sein	Stresstoleranz
2 bis 5	zwischenmenschliche Gefühle	impulsiv: Springen vor Freude, Stampfen vor Wut	Umgang mit zwischen-menschlichen Gefühlen
6 bis 10	eigene moralische Einstellung	souverän, bleibt bei der Sache, berück-sichtigt seine Absicht	Umgang mit Gefühlen
ab 11	idealistische kollektive Gefühle	zwischenmenschliche Gefühle	Achtsamkeit, zwischen-menschliche Gefühle
ab 18		institutionell, überindividuell	Achtsamkeit

Eine Skills-Gruppe für Erwachsene mit Inneren Kindern

Die vier Module sind feste Bestandteile des Skills-Trainings, und so werden sie in DBT-Gruppen gelehrt. In der traumazentrierten Psychotherapie spielt zusätzlich die Arbeit mit dem Inneren Kind eine große Rolle (Sachsse 2004). Die Patientinnen rutschen immer wieder in kindliche States, manchmal durch Flashbacks, manchmal in der Trauma-Exposition, manchmal durch Erinnerungen, die durch Äußerlichkeiten getriggert werden. Die Frauen haben aber damals nicht in der dafür richtigen Zeit, im richtigen Alter, die passenden Verhaltensweisen gelernt. Das macht manchmal so viel Angst, dass die Patientinnen sich nur noch in die Dissoziation flüchten können. Diese Frauen müssen als Erwachsene altersgerechte Skills für ihre Innere-Kind-Zustände erlernen, und sie müssen im Umgang mit sich selbst und ihren regressiven States insbesondere beelternde Fähigkeiten entwickeln, die ihre natürlichen Eltern so fast nie hatten – sonst hätte sich wohl keine Borderline-Störung entwickelt. Wie die in dieser Zeit entstandenen, dysfunktionalen Schemata durch DBT verändert werden können, überlegt gegenwärtig auch die Schematherapie (Young et al. 2006).

Vielleicht hilft zum Verständnis zunächst ein Blick in die Entwicklungspsychologie. Neben anderen haben Piaget (1966) und Kegan (1986) die Entwicklungsstufen des Kindes erforscht. Sie sind zu ähnlichen Modellen gekommen (s. Tab. 2-2).

Beachtet man die Phasen der emotionalen und kognitiven Entwicklung, stellt man fest, dass diese Phasen gut mit den unterschiedlichen Skill-Modulen interagieren. Anspannung korreliert also mit Regressionszuständen. Bei vielen gilt: je intensiver die Anspannung, umso tiefer die Altersregression. Das ist sicher keine starre, reflexhafte Gesetzmäßigkeit, aber doch eine gewisse Korrelation. Konkret bedeutet das, dass Inneren Kindern die richtigen Skills zur richtigen Zeit angeboten werden können und dass das Ziel darin besteht, dass sie sich selbst helfen können oder die inneren mütterlichen oder väterlichen Seiten der erwachsenen Patientin für die inneren Kind-Seiten das Richtige anbieten können. Zur Erinnerung: Stets geht es um erwachsene Frauen, die in Kind-Zustände rutschen. Daher sind manche Übungen, die vielleicht auf den ersten Blick für Kinder etwas schwer erscheinen, für die erwachsene Frau doch noch durchführbar. Durch das Skills-Training sollen sie lernen, wie sie sich selbst helfen können.

Für **ganz kleine Kinder zwischen 0 und 2 Jahren** ist Denken erst einmal nicht möglich. Womit beruhigt man aber so kleine Kinder? Natürlich mit sensumotorischen Reizen oder mit Ablenkung. Wir stellen uns vor, dass unsere Patientin in diesem Regressionsgrad am besten auf taktile Reize (z. B. Eisbeutel auf der Haut, Wechselduschen, barfuß über einen Stock gehen), auf olfaktorische Reize (wie z. B. Aromaöle – so wie man einem kleines Kind bei Bauchweh mit beruhigendem Öl das Bäuchlein massiert), auf geschmackliche Variationen (nicht umsonst wird ein Kind »gestillt«) reagieren: Bei Inneren Kindern können dies Ahoi-Brause oder Center Shocks sein, wobei sich natürlich manche Patientinnen auch durch Essen einer kindgemäßen, aber auch von Erwachsenen geschätzten Mahlzeit (z. B. Pudding) beruhigen lassen. Kleine Kinder reagieren schnell auf Geräusche: Nicht umsonst singt man Kinder in den Schlaf, liest ihnen ein Märchen vor oder lässt die Spieluhr laufen. Für die Inneren Kinder ist das der Walkman oder die CD mit kindgerechten Kinderliedern in angemessener Lautstärke. Rammstein ist richtig für Innere Jugendliche, nicht für Innere Säuglinge. (Und Lieder wie »Mutter« von Rammstein oder »Sie« von Grönemeyer sind überhaupt nicht geeignet für diese Patientinnen.)

Gehen wir zu den etwas älteren Inneren Kindern und schauen auf Piagets Entwicklungskurve, so sieht man, dass die **2- bis 5-Jährigen** auf zwischenmenschlichen Umgang miteinander reagieren. Jetzt ist angesagt zu überlegen, was wichtiger ist: die Beziehung, die Selbstachtung oder das Ziel. Muss ich um etwas bitten? Will ich Nein sagen und traue mich nicht? Will ich auf bestimmten Wünschen beharren? Hilft mir Humor? Bin ich fair? Ist es der andere? Dazu muss man natürlich überdenken, wie man dem anderen den Wunsch abschlägt oder wie man jemanden kritisiert: »ich« statt »man« sagen, nachfragen, ob ich etwas wirklich richtig verstanden habe – und, wenn nötig, wie ein Kratzer in einer Schallplatte immer wieder das Gleiche wiederholen, um endlich das Erwünschte zu erhalten.

Die älteren Inneren Kinder, die so **6 bis 10 Jahre** alt sind, beschäftigen sich (nach Piaget und Kegan) mit ihren eigenen Gefühlen und mit denen der anderen. Welches sind eigentlich die Grundgefühle? Liebe, Ärger, Trauer, Angst, Schuld, Ekel, Scham und Freude. Die Vielzahl der Variationen von Gefühlen hier aufzuzählen würde den Rahmen sprengen; dafür gibt es inhaltsreiche Handbücher. Gerade für Patientinnen mit einer traumatischen Erfahrung ist die exakte Wahrnehmung von Gefühlsreaktionen aber lebenswichtig. Wer invalidierende Erfahrungen im Umgang mit seinen Gefühlen gemacht hat, hat es nicht leicht, heute die richtige Entscheidung zu treffen. »Invalidierend« ist es, wenn einem die eigenen Gefühle abgesprochen, ausgeredet, verfälscht, verdreht, zerstört werden. Gesunde Kinder dieses Alters lernen, dass sie nicht ihre Gefühle *sind*, sondern dass sie Gefühle *haben*. Und damit sind Gefühle beeinflussbar geworden. Außerdem kann man unterschiedlich verwundbar für Gefühle sein. Und es ist möglich, mit ausreichend Schlaf, ausreichender Nahrung und Getränken, Verzicht auf Drogen usw. seine eigene Verwundbarkeit für Gefühle zu verringern. Kinder lernen auch, den Ausdruck von Gefühlen gezielt einzusetzen. Sie lernen: Ich werde in meiner Mimik, in meinem Ausdruck ernst genommen und wahrgenommen. Das müssen Patientinnen, die auf dieser Altersstufe vielleicht durch ein invalidierendes Umfeld und durch traumatische Erfahrungen daran gehindert wurden, den Umgang mit Gefühlen zu erlernen, jetzt durch ein richtiggehendes »Training« erst nachholen.

Erst als **jugendliche, adoleszente oder erwachsene Menschen** entwickeln wir den Wunsch, einen tieferen Sinn im Leben zu finden. Das ist die Zeit, in der die Patientinnen so weit sind, Innere Achtsamkeit zu üben. Es soll die Basis sein, von der alles ausgeht, eher eine Lebenseinstellung. Erst jetzt ergibt sich die Möglichkeit, Gedanken kommen und gehen zu lassen, ohne zu bewerten, am Leben teilzunehmen und Lust auf Meditation zu bekommen.

Skills-Trainings lassen sich in ihrer Wirksamkeit steigern, wenn gemeinsam überlegt wird, welche Skills auf welcher Altersstufe helfen. Und die Innere-Kind-Arbeit lässt sich in ihrer Wirksamkeit steigern, wenn gemeinsam überlegt wird, welche Skills dieses Innere Kind dieses Alters braucht. Dabei sollte immer daran gedacht werden: Auch erwachsene Mütter brauchen ihre Skills. Besonders und gerade dann, wenn sie ständig von nervigen Inneren Kindern belagert werden.

Literatur

Bohus M (2000). Borderline-Störungen. In: Hautzinger M (Hrsg). Kognitive Verhaltenstherapie psychischer Störungen. Weinheim: Beltz Psychologie Verlags Union; 295–333.

Bohus M (2002). Borderline-Störungen. Göttingen: Hogrefe.

Kegan R (1986). Die Entwicklungsstufen des Selbst. München: Kindt.

Kernberg O, Dulz B, Sachsse U (Hrsg) (2000). Handbuch der Borderline-Störungen. Stuttgart, New York: Schattauer.

Kröger C, Unckel C (Hrsg) (2006). Borderline-Störung. Wie mir die Dialektisch-behaviorale Therapie geholfen hat. Göttingen: Hogrefe.

Linehan M (1996a). Dialektisch-behaviorale Therapie der Borderline-Persönlichkeitsstörungen. München: CIP Medien.

Linehan M (1996b). Trainingsmanual zur Dialektisch-behavioralen Therapie der Borderline-Störungen. München: CIP Medien.

Piaget J (1966). The Psychology of the Child. New York: International University Press (dt.: Die Psychologie des Kindes. Freiburg, Olten: Walter 1972).

Sachsse U (1996). Selbstverletzendes Verhalten. Psychodynamik – Psychotherapie. Das Trauma, die Dissoziation und ihre Behandlung. Göttingen, Zürich: Vandenhoeck & Ruprecht.

Sachsse U (2004). Traumazentrierte Psychotherapie. Theorie, Klinik und Praxis. Stuttgart, New York: Schattauer.

Sachsse U, Vogel C, Leichsenring F (2006). Results of psychodynamically oriented trauma-focused inpatient treatment for women with complex posttraumatic stress disorder (PTSD) and borderline personality disorder (BPD). Bull Menninger Clin; 70(2): 125–44.

Young JE, Klosko JS, Weishaar ME (2006). Schematherapie. Ein praxisorientiertes Handbuch. Paderborn: Junfermann

2.2 Vier Unterrichtseinheiten für Erwachsene mit Inneren Problemkindern

Ulrich Sachsse

Unterrichtseinheit I

Alle da? 1 – 2 – 3 – 4 – 5 – 6 – 7 – 8, ja, alle da. Dann begrüße ich Sie herzlich zu unserer neuen Unterrichtsreihe »Arbeit mit dem Inneren Kind«. Wie immer beginnen wir mit einer Achtsamkeitsübung:

Bitte betrachten Sie für die nächsten 2 Minuten achtsam und konzentriert Ihre Handinnenfläche. Es ist wichtig, dass Sie dabei nicht bewerten. Eine Achtsamkeitsübung ist auch keine Übung im Dösen! Es ist vielmehr eine Übung darin, sich 2 Minuten lang zu konzentrieren und zu fokussieren. Ihre Gedanken werden in dieser Zeit sicher immer mal abschweifen, das werden meine Gedanken auch tun. Dann lassen Sie die abschweifenden Gedanken weiterschweifen, fortziehen wie eine Wolke am Himmel zum Beispiel. Und dann kehren Sie wieder zur Übung, der achtsamen Betrachtung Ihrer Handinnenfläche zurück.

(Gong der Klangschale)

(2 Minuten achtsames Betrachten der Handinnenfläche.)

(Gong der Klangschale)

Ja, alle noch im Raum? Niemand im falschen Film? Gut.

Unser Thema für die nächsten vier Unterrichtseinheiten lautet ja: »Arbeit mit dem Inneren Kind«. Wer kennt denn die Situation, sich plötzlich klein zu fühlen, gar nicht mehr so erwachsen wie sonst? Bis auf zwei alle. Ich übrigens auch. Sie beide kennen das nicht? Ah ja, Sie fühlen sich im Grunde genommen immer erwachsen, immer 28 Jahre alt. Und Sie haben Angst davor, sich wie ein Kind zu fühlen. Deshalb haben Sie die Fähigkeit erworben, rechtzeitig auf erwachsen umzuschalten oder abzuschalten. Sehr gut! Mit diesem Problem werden wir uns sicher noch häufiger beschäftigen. Ich sehe, vier andere kennen dieses Problem auch.

Wenn Sie sich wie ein Kind fühlen: Ist Ihnen das denn eher angenehm oder eher unangenehm? Ja, von Ihnen habe ich schon gehört, dass Sie vor solchen Zuständen geradezu Angst haben. Ihr Inneres Kind macht Ihnen Angst. Zwei weitere finden so etwas überwiegend unangenehm. Und Sie vier sagen: teils, teils; sowohl als auch; kommt drauf an; ich kenne beides.

Dann beginnen wir im ersten Schritt doch einmal mit den Situationen, in denen es Ihnen angenehm ist, sich plötzlich gar nicht mehr so erwachsen zu fühlen wie sonst auch. Sie wissen ja, dass wir in unserer Therapie mindestens genau so viel Wert legen auf Ihre Fähigkeiten, Ihre angenehmen Erfahrungen und guten Zeiten wie auf Ihre Probleme, Konflikte und Schwierigkeiten. Für die Neuen in der Gruppe: Fähigkeiten und Möglichkeiten werden oft mit dem Fremdwort »Ressource« bezeichnet. Das englische Wort »source« bedeutet Quelle, und die Vorsilbe »Re-« hat die Bedeutung »wieder, zurück, erneut«. Auf Deutsch bedeutet das Wort also etwa »Quelle zum Wiederauftanken«, spirituell Orientierte sprechen von »Kraftquelle«.

Angenehme Innere-Kind-Zustände sind die vielleicht wichtigste Kraftquelle, die wichtigste Ressource, die wir haben. Darum werden wir darauf im Einzelnen noch ganz genau eingehen.

Ja, Sie haben eine Frage? Es ist gut, wenn Sie meinen Redefluss immer unterbrechen, wenn Ihnen etwas einfällt oder Sie etwas nicht verstehen. Ihre Anmerkung finde ich jetzt sehr wichtig: Sie haben gar nicht nur ein Inneres Kind, sondern Sie kennen durchaus unterschiedliche Innere-Kind-Zustände. Mal fühlen Sie sich eher wie ein Säugling, mal eher wie ein Schulkind, mal eher wie eine Jugendliche. Das ist jetzt eine sehr wichtige Einteilung. Unter anderen das ist der große Vorteil der Arbeit mit den Inneren Kindern. Wenn Sie genauer einordnen können, wie alt Sie sich innerlich gerade fühlen, dann werden Sie für Ihren Zustand viel genauer sorgen können, als wenn Sie einfach nur die Empfindung haben: Irgendwie geht es mir heute nicht so gut. Wir werden auch das noch aufgreifen. Als Zwischenergebnis bleibt festzuhalten: Sehr viele Menschen kennen mehr als einen Kind-Zustand.

Sie merken vielleicht, dass ich mit meiner Bezeichnung wechsele. Mal spreche ich von Inneren Kindern, mal spreche ich vom Innere-Kind-Zustand. Ich bin mit der Wortwahl »das Innere Kind« ein wenig unglücklich. Ich habe schon Patientinnen kennen gelernt, die mit der Vorstellung lebten, sie hätten tatsächlich so etwas wie Innere Kinder in sich. Natürlich hat niemand von uns ein Inneres Kind in sich. Das ist ein Bild, eine Metapher, ein Symbol, eine Vorstellungshilfe. Vielmehr ist es so, dass wir in sehr viele unterschiedliche Zustände geraten können. Vor 100 Jahren war alles wissenschaftlicher, wenn man ihm einen lateinischen oder griechischen Namen gegeben hat. Heute ist alles wissenschaftlicher, wenn man dafür das englische Wort verwendet. Darum wird auch nicht von »Zuständen« gesprochen, sondern von »States«. Es gibt Bücher und wissenschaftliche Veröffentlichungen zu diesen »States«, diesen »Ego-States«, in die wir geraten können (Watkins u. Watkins 2003).

Es gibt noch so ein englisches Wort, das Sie auf der Station vielleicht schon gehört haben und das Ihnen zunächst mal unbekannt war. Dieses Wort heißt »Skills«. Dieses Wort bedeutet eigentlich nichts anderes als »Fertigkeiten«. Es hat im Englischen aber eine etwas andere Bedeutung als etwa das Wort für »geistige Fertigkeiten, Kenntnisse im Bereich des Nachdenkens und des Wissens«. Es bedeutet im engeren Sinne »handwerkliche Fertigkeiten«. Und genau das ist auch gemeint. Es geht darum, dass Sie das Handwerk erlernen, mit einer besonderen Art von stressreichen Zuständen besser umzugehen. Deshalb ist der Begriff »Skills«

auch übernommen worden, weil er eben nicht ganz übersetzt ist mit dem Begriff »Fertigkeit«. Was wir hier machen, ist also Skills-Training.

Es ist nun aber sehr umständlich, ständig von Innere-Kind-Zuständen oder Innere-Kind-States zu reden, und es ist auch etwas abstrakt und unanschaulich. Die Begriffswahl »Innere Kinder« ist plastischer, persönlicher, beinhaltet aber auch die Gefahr von Missverständnissen. Das müssen wir immer im Auge behalten. In Zukunft werde ich trotzdem von Inneren Kindern und Inneren Jugendlichen sprechen, weil diese Wortwahl auch dem emotionalen Erleben am nächsten kommt.

Es ist übrigens völlig normal und natürlich, sich im Laufe eines Tages in ganz unterschiedlichen Zuständen zu fühlen und auch zu sein. Viele Menschen sind am Wochenende in anderen Zuständen als während der Arbeit. Ein Finanzbeamter kann Fußballfan sein und wird sich dann auf dem Fußballplatz ganz anders verhalten als auf der Arbeit im Finanzamt. Wahrscheinlich wird er sich eher wie ein Jugendlicher verhalten: Er wird einen bunten Schal tragen, eine auffällige Mütze auf dem Kopf haben und sehr emotional reagieren, vielleicht auch sehr ungerecht, während er bei der Arbeit korrekt, unemotional, gesteuert und präzise ist. Eine Krankenschwester setzt sich vielleicht Freitagnachmittag in dicker Lederkluft auf ihr Motorrad, fährt in den Harz in ihren Western-Verein, verkleidet sich als Indianer-Squaw oder Cowgirl und lässt am Wochenende die Post abgehen. Am Montagmittag übernimmt sie wieder die Krankenaktenführung und sorgt dafür, dass die Patienten ihrer Station wirklich nur 10 mg eines Medikaments bekommen – und nicht 100 mg. Im Urlaub verhalten sich viele Menschen am Badestrand ganz anders als in der Arbeitszeit. Wir sind also in der Freizeit, im Urlaub und auch während der Arbeit zwischendurch immer mal wieder in einem Zustand der Regression, und meistens begrüßen wir das eher.

Sammeln wir doch mal, welche angenehmen regressiven Zustände Sie kennen und welche Sie selbst manchmal gezielt herbeiführen:

Ich darf Ihre Einfälle mal ein bisschen ordnen. Ich habe diese Einfälle auch auf einer Folie in Form einer Tabelle, die ich Ihnen mal zeigen möchte.

Folie »Angenehme Innere-Kind-Zustände«

- **Säuglingszeit**
  - Bäder mit Badezusätzen, Aromaölen, nicht selten auch mit Babyölen
  - Massagen
  - Kakao
- **Kleinkindzeit**
  - Betrachten schöner Bilder
  - Erkunden der Natur; achtsames oder auch staunendes Sehen oder Lauschen
  - Essen wie Reibekuchen, Apfelmus, Grießbrei, Schokolade
  - Kassetten und CDs mit Kinderliedern
  - Fernsehen mit den Teletubbies
  - Schokolade
- **Alter: 3 bis 6**
  - Erkunden der Natur
  - Motorik mit Rennen, Tanzen, Ballspielen, Federball, Frisbee, Schwimmen, jede Art von Sport
  - Märchen, Kindergeschichten, Kassetten und CDs mit Bibi Blocksberg, Benjamin Blümchen
  - Kindersendungen im Fernsehen, Sendungen mit der Maus, Käpt'n Blaubär, Augsburger Puppenkiste
  - Kinderbücher
- **Alter: 3 bis 11**
  - Sport, Kameradschaft, Vereinsleben
  - Hamburger, Spaghetti mit Tomatensoße, Pommes – im Prinzip alle Nahrungsmittel, die frei sind von Vitaminen, Mineralien, Ballaststoffen und was sonst beim Essen noch stört
  - Kinderkassetten und CDs wie TKKG, Die drei Fragezeichen
  - Kinderbücher von Astrid Lindgren und Janosch
  - alle Fernsehsendungen unter 12 FSK, z. B. Alf
  - Bundesliga, Autorennen, Sportsendungen
- **Jugendlichenalter**
  - Kleidung, Shoppen
  - Kosmetik
  - Sport, Leistungssport
  - Nahrung der gesamten verfügbaren Palette von radikal-veganisch bis Delfin-Steak und Dackel-Gulasch
  - Musik zwischen Rammstein und Heino, zwischen Hildegard von Bingen und Penderecki

Eine Frage? Ob man denn immer dann, wenn man es sich gut gehen lässt, in einem Kind-Zustand ist? Nein, auch als erwachsener Mensch kann es Ihnen so richtig gut gehen. Zum Beispiel sind sehr viele Elemente der Partnerschaft und der Sexualität typisch erwachsen. Aber selbst die Sexualität kann Albernheiten, Rumspielen, Blödeln enthalten. Ich glaube, bei sehr vielen Dingen, die wir als Erwachsene machen, schwingt etwas Kindhaftes mit, wenn es uns dabei so richtig gut geht. Manche Formen des ästhetischen Kunstgenusses entstehen erst nach der Pubertät. So kann ich mir kaum ein Kind vorstellen, das Beethovens Große Fuge für Streichquartett op. 133 oder Bachs Kunst der Fuge wirklich genießen würde. Auch nicht alle Gemälde der modernen Kunst erreichen Kinder – manche allerdings erstaunlich gut.

Unerfreuliche Innere-Kind-Zustände

Gibt es denn auch unangenehme, unerfreuliche, unerwünschte Zustände, in denen Sie sich wie ein Kind fühlen?

Genau: Wenn Sie sich hilflos, ängstlich und ausgeliefert fühlen wie ein kleines Kind. Sehr häufig ist gerade das Gefühl der Hilflosigkeit ein Auslöser dafür, dass ein Innere-Kind-Zustand aktiviert wird. Im Therapeuten-Jargon spricht man von »Trigger«, wenn es um solche Auslösereize oder Auslösesituationen geht.

Wiederum gilt natürlich: Selbstverständlich kann ich auch als erwachsener Mensch einmal völlig hilflos sein. Als Kind bin ich es aber mit Sicherheit sehr oft gewesen. Es gehört geradezu zur Kindheit, zum Kindsein dazu, überfordert zu sein, hilflos zu sein, auf die Eltern oder die größeren Geschwister oder die Erwachsenen angewiesen zu sein, Hilfe zu benötigen, überfordert zu sein und was es sonst alles an unerfreulichen Kindheitserfahrungen noch gibt. Wir sind biologisch Frühgeburten. Manche Tierforscher und Biologen meinen, es wäre für uns am besten, wenn wir 18 Monate lang im Mutterleib blieben und kurz vor der Zeit, in der wir laufen lernen und bald auch sprechen lernen, zur Welt kämen. Im Laufe der biologischen Evolution sind wir dazu aber leider zu dickköpfig geworden. Unser Kopf ist jetzt schon so groß, dass jede Geburt für Mutter und Kind ein lebensgefährliches Risiko darstellt. Wenn unser Kopf im Mutterleib noch größer würde, dann würde keine Mutter die Geburt überleben – und unsere Tierart gäbe es schon lange nicht mehr. Dafür kommen wir allerdings ausgesprochen schlecht programmiert auf die Welt. Die meisten Tiere sind bei ihrer Geburt mit besseren Überlebensprogrammen ausgestattet als wir. Unser Vorteil: Wir sind gut programmierbar. Wir können überleben als Inuit in Grönland, als Tuareg in der Sahara, als Chinesen am Yangtse und als Westfalen im Tecklenburger Land. Außerdem können wir als Säuglinge und Kleinkinder optimal eingepasst werden in die Familie, in die wir hineingeboren sind. Wir sind überlebensfähig in Familien wie den Simpsons, in der Familie von Fred Feuerstein, in der Familie des englischen Königshauses und in Familienverbünden Afrikas.

Das bedeutet aber natürlich: Wir müssen wirklich fast alles erst erlernen. Dazu gehört zwangsläufig, dass wir es nicht von allein können. Das Gefühl der Überforderung und der Hilflosigkeit gehört also zum menschlichen Kindsein dazu.

Deshalb ist auch das Gefühl der Hilflosigkeit im Erwachsenenalter ein so häufiger Trigger dafür, dass wir uns wieder fühlen wie ein kleines Kind. Ein zweiter häufiger Trigger, also Auslösereiz, ist eine Verlassenheitssituation. Fast jeder von uns macht als Kind Zeiten durch, in denen sie oder er sich verlassen fühlt und oft auch verlassen ist. Einsamkeit, Alleinsein, Verlassenheit sind deshalb weitere Auslösesituationen dafür, dass wir uns wieder wie hilflose, verlassene Kinder fühlen. Ein sehr intensiver Blues lautet »Motherless Child«. Einige kennen den vielleicht, gesungen von Tom Jones. Andere können wie ich ihren Inneren Jugendlichen nochmal nach Woodstock schicken und Richie Havens lauschen: Freedom!

Hilflosigkeit und Einsamkeit sind Gefühle, die eine Brücke bauen in die Vergangenheit als Kind. Darum werden solche Verbindungen auch »Affektbrücken« genannt. Und wenn wir zurückgehen, dann gibt es auch dafür ein Fremdwort: »Regression«. »Re-« kennen wir schon aus Ressource: Es heißt »zurück«. *Gredere* heißt im Lateinischen »gehen«. Wir gehen also zurück in unsere Kindheit. Das dazugehörende Adjektiv heißt »regressiv«. Es kann als Schimpfwort verwendet werden: »Sei nicht wieder so regressiv!« Dann schimpfen wir mit jemandem, der uns auf die Nerven geht, weil er sich verhält wie ein unmündiges, verantwortungsloses Kind. Menschen aus der Psycho-Branche verwenden es aber auch oft, um Wohlbefinden auszudrücken: »Gestern war ich den ganzen Tag voll regressiv.« Damit meinen sie, dass sie den ganzen Tag faul herumgehangen haben, Kinderkassetten gehört haben, stundenlang nur ferngesehen haben oder in einem Wellness-Center verwöhnt worden sind.

Es gibt noch eine dritte Gruppe von Triggern, die ganz unerfreuliche, oft sogar unerträgliche Kindheitszustände auslösen können: Ohnmachts- und Hilflosigkeitsgefühle, die zurückführen in Kindheitssituationen mit physischer Gewalt wie Schlägen, Prügeln und Verletzungen oder sexualisierter Gewalt wie Übergriffen oder Vergewaltigungen. Das sind keine Erinnerungen mehr, sondern es sind so genannte Intrusionen oder Flashbacks. Die alten Empfindungen, Gefühle, Geräusche und Gerüche sind plötzlich wieder da, als würde die Vergangenheit wieder lebendig. Solche Zustände sind sehr schwer erträglich, und viele Menschen tun alles Mögliche, um in solche Zustände nicht hineinzurutschen. Das kann so weit gehen, dass Menschen sich betrinken, illegale Drogen nehmen, Psychopharmaka überdosiert einnehmen, Ess-Störungen entwickeln, sich in lebensgefährliche Risiken flüchten, exzessiv gesundheitsschädlichen Sport betreiben oder sich selbst verletzen, um das Abgleiten in solche Zustände zu verhindern. Wir werden in dieser Unterrichtseinheit nicht vertieft darauf eingehen, wie mit solchen Hochstress-Situationen am besten umzugehen ist. Das gehört in die Unterrichtseinheit »Stresstoleranz«, die Sie ja bereits alle durchlaufen haben. Es ist wichtig, so selten wie möglich in solche Hochstress-Situationen hineinzukommen oder so schnell wie möglich da wieder herauszukommen, um die erwachsenen Fähigkeiten zur Verfügung zu haben, mit den ausgelösten Innere-Kind-Zuständen angemessen umgehen zu können.

Die Zustände von Ohnmacht, Einsamkeit und Hilflosigkeit brauchen wir für die Kindheitssituationen nicht aufzugliedern und einzuteilen. Sie durchziehen die

Kindheit bis zur Adoleszenz in allen Lebensphasen. Hinzu kommen im Kindergarten und in der Schule Situationen der Kränkung, der Demütigung, Beschämung und des Bloßstellens. Aber auch diese Situationen führen in die Ohnmacht und Hilflosigkeit hinein, wenn wir noch nicht Möglichkeiten gefunden haben, mit solchen Situationen angemessen umzugehen.

Ich möchte unsere heutige Unterrichtseinheit damit beenden und Ihnen eine **Hausaufgabe** aufgeben: Bitte notieren Sie jeden Abend eine Situation des Tages, in der sie sich in einem angenehmen Kind-Zustand befunden haben. Wenn möglich, führen Sie mindestens einmal am Tag eine solche Situation herbei, wenn Sie sich nicht spontan einstellt.

Ich weiß, dass dies einigen von Ihnen kaum möglich sein wird. Dann nutzen Sie die Woche bis zu unserer nächsten Unterrichtssitzung dafür, dass Sie einen Rückblick halten auf Ihr Leben unter der Fragestellung, wann und unter welchen Bedingungen Sie vorübergehend angenehme Kind-Zustände erfahren haben. Sollte auch das zu schwierig sein, nehmen Sie bitte Rücksprache mit Ihrer Einzeltherapeutin, um die Probleme bei dieser Aufgabe mit ihr zu besprechen. In diesem Fall kann es auch reichen, dass Sie zunächst mal versuchen, es sich jeden Tag 5 bis 10 Minuten gut gehen zu lassen, ohne dass dies mit Kind-Zuständen verknüpft wird. Dann lassen Sie es sich einfach als Erwachsene gut gehen.

In der nächsten Unterrichtseinheit werde ich Ihnen übrigens erklären, warum die Hausaufgaben so wichtig sind. Nur so viel: Sie sind absolut unentbehrlich. Sie werden überhaupt nicht profitieren von dieser Behandlung, wenn Sie nicht jeden Tag Hausaufgaben machen. Einmal die Woche kluge Worte über Innere-Kind-Zustände anzuhören wird Ihr Leben nicht verändern. Leider.

So, und jetzt beschließen wir die Unterrichtssitzung wieder mit einer Achtsamkeitsübung: Bitte betrachten Sie 2 Minuten lang den Fußbodenbelag unseres Arbeitszimmers, ohne dabei irgendeine Wertung vorzunehmen.

(Gong der Klangschale)

Unterrichtseinheit II

Alle anwesend? Gut, dann beginnen wir wieder mit einer Achtsamkeitsübung. Beim letzten Mal haben wir achtsam über die Augen unsere Umwelt wahrgenommen, heute werden wir sie über unsere Ohren wahrnehmen. Ich bitte Sie, die nächsten 2 Minuten achtsam und ohne zu bewerten wahrzunehmen, was Sie an Alltagsgeräuschen in diesem Raum hören.

(Gong der Klangschale – nach 2 Minuten erneuter Gong)

Sie haben ja für heute Hausaufgaben aufbekommen. (In den nächsten etwa 40 Minuten werden die Hausaufgaben im Einzelnen reihum durchgesprochen. Das bedeutet, dass jede Patientin oder jeder Patient knapp 5 Minuten der Zeit zur Verfügung hat. Danach: 5 Minuten Pause.) Wir haben sie eben gemeinsam durchgesprochen. Auf zwei Dinge haben Sie mich aufmerksam gemacht, an die ich heute gleich anknüpfen werde.

Das erste ist die Frage: Warum sind denn diese Hausaufgaben so wichtig? Dazu möchte ich Ihnen etwas ins Gedächtnis rufen, was Sie alle im Grunde genommen wissen. Ein bisschen darf ich dazu ausholen, um Ihnen genau zu erläutern, was die Grundlage dieser Arbeit ist:

Wer kann schwimmen? Alle. Wer kann Fahrrad fahren? Alle. Wer hat den Führerschein? Sieben von acht. Wer kann ein Instrument spielen? Fünf von acht. Das hätte ich jetzt gar nicht gedacht.

Ich möchte das, was ich Ihnen beibringen möchte, am Beispiel der ersten Fahrstunde vermitteln. Ich kann mich an meine erste Fahrstunde noch gut erinnern. Ich war damals Gymnasiast, stand kurz vor dem Abitur und machte meine Fahrstunden in Herford in Ostwestfalen. An einem Spätnachmittag fuhr dieser freundliche, ältere Herr Fahrlehrer mit mir in ein abgelegenes Industriegebiet, wo viele LKW geparkt waren und weit und breit kein Auto herumfuhr. Dort hielt er den Wagen an, wechselte mit mir die Plätze und gab mir Anweisungen: »So, Herr Sachsse, jetzt drücken Sie mal mit dem linken Fuß auf das linke Pedal. Der linke Fuß bleibt immer auf diesem linken Pedal, der geht davon nicht weg. Für den rechten Fuß haben Sie zwei Pedale, das rechte ist das Gaspedal, das mittlere das Bremspedal. Jetzt drücken Sie den linken Fuß mal auf das Pedal, was wir Kupplung nennen, drehen mit der rechten Hand den Schlüssel am Lenkrad herum und geben ein ganz klein wenig Gas. Nicht so viel! Da reicht ganz wenig. Und jetzt drücken Sie mit dem rechten Fuß etwas auf das Gaspedal und nehmen den linken Fuß vorsichtig von der Kupplung zurück. Nicht so heftig, dann heult der Motor auch nicht so auf! Und jetzt die Kupplung kommen lassen – das macht gar nichts, bei fast allen Fahrschülern ist es am Anfang so, dass der Wagen erstmal einige Male absäuft. Und noch mal das Ganze. Ja, ist schon viel besser. Prima, jetzt rollt der Wagen sogar los. Und dann noch hier rechts diesen Hebel lösen, indem Sie auf den Knopf an der Spitze drücken und die Sperre damit aufheben. Das nennt sich Handbremse, und wenn die nicht festgestellt ist, fährt sich das Auto viel flüssiger. Geht ja schon richtig gut. Und jetzt mal auf die Bremse drücken und anhalten und den Motor wieder abstellen und das Ganze noch mal von vorn.« Sie sehen, ich habe mir dieses Ereignis gut gemerkt. Es war eine wichtige Episode in meinem Leben, und es ist in meinem Gehirn gespeichert in einer Region, die für das episodische Gedächtnis zuständig ist. Im episodischen Gedächtnis haben wir das abgespeichert, was emotional wichtig, bedeutsam, eindrucksvoll gewesen ist. Wenn Sie mich jetzt fragen, wie denn meine 7. Fahrstunde war, so kann ich Ihnen das nicht mehr beantworten. Denn in den nächsten Fahrstunden nach der ersten hat mein Fahrlehrer nichts anderes getan, als die immer gleichen Fußbewegungen und Handbewegungen zu wiederholen und mich immer komplizierteren Verkehrssituationen auszusetzen. Die folgenden Fahrstunden waren Üben, Üben, Üben und noch mal Üben. Erinnern kann ich mich nur noch an eine Fahrstunde an einem Regentag, weil ich da durch eine Pfütze gefahren bin und einen Fußgänger völlig nass gemacht habe und mein Fahrlehrer heftig schimpfte, weil er die Reinigung würde bezahlen müssen. Außerdem kann ich mich noch gut an meine Führerscheinprüfung erinnern. Aber das war kein Ruhmesblatt, und das geht Sie gar nichts an. Ich würde sagen: Weit über 90% meiner Fahrstunden waren Üben und Wiederholen, im Wechsel mit Wiederholen und Üben.

So geht es auch, wenn Sie schwimmen lernen, wenn Sie Fahrrad fahren lernen, wenn Sie ein Instrument lernen oder wenn Sie Turmspringen lernen. Über 90% dieser Veranstaltungen sind Üben und Wiederholen im Wechsel mit Wiederholen und Üben. Wieso eigentlich?

Weil der Fahrlehrer, der Musiklehrer und der Schwimmlehrer möchten, dass Ihre Fähigkeiten nicht nur im episodischen Gedächtnis verbleiben, sondern nach und nach in das so genannte prozedurale Gedächtnis wandern. Im prozeduralen Gedächtnis sind Dinge wie Laufen, Rennen, Schwimmen, Fahrrad fahren, Schreiben, Lesen, Sitzen, Liegen und all das andere, was wir nicht von Geburt an beherrschen, was uns aber als Erwachsenen selbstverständlich, praktisch zur zweiten Natur geworden ist. Versuchen Sie einmal, wieder ganz bewusst Buchstaben für Buchstaben achtsam zu schreiben oder ganz bewusst beim Autofahren die Kupplung zu treten, Gas zu geben, zu schalten und zu lenken. Ihre Bewegungen werden erstmal wieder hakeliger, unbeholfener, unkoordinierter.

Und warum sollen Ihre episodischen Erfahrungen ins prozedurale Gedächtnis wandern, zu Automatismen, Prozeduren und automatisierten Handlungsabläufen werden? Weil wir Menschen im Hochstress wahrscheinlich nur noch über das sicher verfügen, was in unserem prozeduralen Gedächtnis gut verankert ist. Wenn Sie ein Instrument gelernt haben, dann kennen Sie sicherlich die beliebte Veranstaltung des Vorspielens vor geladenen Verwandten, nicht selten in der Adventszeit. Dabei werden Sie schon beim ersten Mal die erstaunliche Erfahrung gemacht haben – und vielleicht als Episode abgespeichert haben –, dass Ihre Fähigkeiten selbst vor wohlwollendstem Publikum etwa um 50 bis 70% absinken. Wenn Sie Ihr Musikstück alleine gespielt haben, war es wahrscheinlich technisch und musikalisch etwa doppelt so gut.

Das ist auch das Problem der jungen Autofahrer. Die können gut Auto fahren, solange sie nicht unter Stress geraten oder in eine gefährliche Situation. Dann wird plötzlich deutlich, dass ihre technischen Fahrkünste noch zu wenig im prozeduralen Gedächtnis angelangt und dort verankert sind, um in diesen Belastungssituationen noch völlig sicher zur Verfügung zu stehen. Unter anderem deshalb haben junge Menschen so viele Verkehrsunfälle.

Ihnen ist natürlich klar, was ich Ihnen damit sagen will: Wenn ein Triggerreiz dazu führt, dass Sie plötzlich in einen Zustand der Hilflosigkeit, Verlassenheit und Ohnmacht abgleiten, verbunden mit dem Gefühl, hilflos wie ein Kind zu sein, dann ist das ein erheblicher Stress. Je intensiver der Stress ist, umso weniger können Sie in dieser Situation über all Ihre erwachsenen Fähigkeiten und Fertigkeiten und Ressourcen verfügen. Umso mehr sind Sie darauf angewiesen, dass Sie dann einfache, sichere, jederzeit verfügbare Handlungsabläufe, Automatismen und Rituale zur Verfügung haben, die Ihnen eine Selbstfürsorge auch in einem solchen

Zustand noch ermöglichen. Und deshalb ist es bei unserer Arbeit mit dem Inneren Kind nicht anders als beim Blockflöten-Unterricht: Wir müssen üben, üben und noch mal üben. Ich bin überzeugt davon, dass die Wirksamkeit unserer Therapie wesentlich davon abhängt, was Sie so schnell wie möglich übernehmen und in eigener Regie in Ihren Alltag einbauen.

Dazu kommen Befunde der Hirnforschung, die inzwischen unumstritten sind. Es ist bewiesen, dass eine täglich wiederholte Tätigkeit das zugehörige Gehirnareal in der Großhirnrinde vergrößert. Menschen, die ein Musikinstrument spielen, haben für die Motorik ihrer Finger größere Areale auf der Großhirnrinde, dem so genannten Kortex, als Menschen, die nur den Plattenspieler oder CD-Spieler bedienen können. Hirnforscher haben inzwischen weite Teile unserer Großhirnrinde geradezu kartografiert, in Areale und Regionen aufgeteilt, wie wir sie von den Ländern und Kontinenten unserer Erde kennen. Es verändert Ihr Gehirn, wenn Sie jeden Tag zwei Stunden vor sich hinstarren, unbeweglich dasitzen, grübeln, pessimistisch sind, alles schwarz sehen und passiv verharren. Genauso verändert es Ihr Gehirn, wenn Sie sich Tag für Tag aufraffen, Yoga machen, Musik hören, selbstfürsorglich sind, eine Kinderkassette hören oder ein schönes Bilderbuch bzw. einen Bildband betrachten. Wichtig ist, dass Sie die guten Dinge regelmäßig ritualisiert tun.

Wenn Sie die Zeit dazu finden, empfehle ich Ihnen drei gute Rituale täglich. Morgens eine viertel Stunde etwas Körperbezogenes: Qi Gong oder Yoga, Feldenkrais oder Frühsport. Nach der Arbeit, bevor die Freizeit beginnt, eine Imaginationsübung, Autogenes Training oder Progressive Muskelrelaxation, um umzuschalten und von der Arbeit abzuschalten. Und abends eine halbe Stunde Arbeit mit dem Inneren Kind, so wie Sie es in der letzten Woche im Rahmen Ihrer Hausaufgaben schon angefangen haben. Das ist natürlich dann eine ganze Stunde am Tag, und das wird nicht jede Mutter mit drei Kindern und jeder Vater mit zwei Jobs regelmäßig einbauen können. Es bleibt aber ein lohnendes Ziel. Und es ist tatsächlich besser, Sie finden jeden Tag 10 Minuten Zeit, als dass Sie am Samstagnachmittag vier Stunden lang eine schöne Sache hinter der anderen machen. Das können und sollten Sie zwar trotzdem, aber es wird Sie auf Dauer mehr verändern und es wird Ihnen mehr helfen, wenn Sie täglich sich selbst und Ihr Gehirn mehrfach in einen angenehmen Zustand versetzen.

Also: Zum Üben, Wiederholen und zu den Hausaufgaben und Ritualen gibt es keine Alternative.

Unser zweites Thema knüpft an die Hausaufgabe an, die zwei von Ihnen berichtet haben. Sie haben ja gesagt: »Ich fühle mich manchmal klein und hilflos wie ein Kind, dann habe ich mich einfach bei meinem Mann eingekuschelt, der hat mich in den Arm genommen und mich getröstet.« Und Sie haben gesagt: »Ich kann eigentlich alleine gar nicht kindhaft sein, sondern nur dann, wenn meine Frau dabei ist und irgendwie mitmacht. Die steckt mich dann an, und dann darf ich mir das auch mal gestatten.«

Eigentlich wäre es doch die natürlichste Sache der Welt, wenn es so abliefe: Ich fühle mich klein, hilflos, ohnmächtig und verlassen – ich schaue mich um, wer für mich da ist und mich bemuttert oder bevatert.

Genau das ist auch das Natürliche. Wir haben ein eigenes, umfangreiches System dafür, unsere Hilflosigkeit und Ohnmacht zu signalisieren. Es ist das Paniksystem, und es ist ein anderes System als das so genannte Furchtsystem. Die meisten von Ihnen kennen inzwischen das Furchtsystem auch aus Zeitschriften und Fernsehsendungen. Es gilt als das Stress-System überhaupt. Viele kennen die Begriffe »Adrenalinstoß« und »Stressreaktion«, und gemeint ist meistens das Furchtsystem. Eine äußere Gefahr führt im Gehirn zu einer Alarmreaktion und zur Auslösung von Noradrenalin im Gehirn und Adrenalin in der Nebennierenrinde. Das führt zu einem schnellen Herzschlag, einem Blutdruckanstieg, einer heraufgesetzten Muskelspannung und einem Freisetzen von Zucker im Körper und im Gehirn, sodass wir hochgradig aufmerksam und in Sekundenschnelle in der Lage sind, entweder zu flüchten oder anzugreifen. Außerdem sind wir hellwach, wachsam und aufmerksam und können in unserem Gehirn alle Erfahrungen durchgehen, die wir mit Gefahrensituationen in der Vergangenheit schon gemacht haben. Dieses Furchtsystem hat enge Verbindungen zu unserem Verstand, unseren Kognitionen, und es liegt auch den psychologischen Furcht-Konditionierungen zugrunde. Aus Schaden wird man klug, wir haben wieder etwas gelernt. Lebewesen, die alle Situationen und Gefahren ausschließlich mit diesem System bewältigen können, gelten als Helden oder Halbgötter. Früher hießen die Herkules oder Siegfried, heute heißen sie zum Beispiel James Bond. Der ist in seinen Filmen die eine Hälfte der Zeit auf der Flucht und stellt sich dabei immer sehr geschickt, flink und gerissen an, und die andere Hälfte der Filme ist er im Kampf. Dabei siegt er immer, und so wären wir auch gerne. Uns wäre es am liebsten, wir könnten mit diesem Stress-System unser Leben komplett bewältigen und brauchten das zweite Stress-System gar nicht.

Leider haben wir ein zweites Stress-System, und wir brauchen es auch. Es wird dann aktiv, wenn wir es nicht heldenhaft alleine schaffen können. Das System heißt Paniksystem und liegt unserem Bindungssystem zugrunde. Kommen wir als Erwachsene in Panik, dann reagieren wir alles andere als heldenhaft. Wir bekommen einen Kloß im Hals, einen Druck auf der Brust, wir haben ein flaues Gefühl im Magen, bekommen Schiss und würden uns am liebsten »verpissen«, wie die Jugendlichen sagen. Unsere Knie zittern leicht, vielleicht auch die Hände, und unsere Haltung ist gebückt und unterwürfig. Im Tierreich versuchen Lebewesen so, entweder Bemutterungsverhalten oder eine Beißhemmung auszulösen. Menschen, die ihren Zustand so signalisieren, werden als »erbärmlich« bezeichnet, was einerseits verächtlich ist, andererseits deutlich macht, was die signalisieren: Ich bitte um Erbarmen, um Gnade, um mütterliches oder väterliches Verhalten. Wenn wir so etwas ausstrahlen, dann löst das bei Menschen, die uns feindlich gesinnt sind, Hohn, Verachtung und Spott aus. Wir werden gedemütigt und sadistisch, gemein behandelt. Bei Menschen, die uns wohlgesinnt sind, führt das zu mütterlichen oder väterlichen Verhaltensweisen: »Wie siehst du denn aus? Was ist mit dir denn los? Komm erst mal zu mir. Ich nehm' dich erstmal in den Arm. Lass dich mal drücken! Du zitterst ja, du siehst ja zum Erbarmen aus. Leg mal deinen Kopf an meine Schulter, du darfst auch ruhig etwas weinen. Hier ist ein Taschentuch. Ja, es ist gut, wenn sich das Ganze mal löst. Sprechen können wir dann später noch. Das hat Zeit. Lass dich erst mal halten. Du bist bei mir ganz sicher und kannst dich einfach fallen lassen.«

Ein solches Verhalten wäre einem Menschen gegenüber, dem wir wohlgesinnt sind, völlig natürlich und angemessen. Es ist die natürliche Selbstheilungsregulation nach Belastungen, Enttäuschungen und Kränkungen, ja sogar nach Traumatisierungen, mit denen wir Menschen uns gegenseitig helfen und unterstützen. Ohne diese Unterstützung sind wir nicht in der Lage, schwere Traumatisierungen zu bewältigen. Wir bekommen dann Posttraumatische Belastungsstörungen, mit denen wir uns in einer anderen Unterrichtseinheit ja schon ausführlich beschäftigt haben.

Diese natürliche Reaktion auf Ohnmacht und Hilfsbedürftigkeit geschieht alltäglich in zwischenmenschlichen Beziehungen, in Freundschaften, Partnerschaften und Familien. Und sie geschieht auch in vielen Psychotherapien: Der Patient kommt in eine Krise, regrediert, wird immer kindlicher, und die Therapeutin oder der Therapeut übernehmen die Funktion der Mutter oder des Vaters und beeltern ihre Patienten. Wo liegt da ein Problem?

Sie haben völlig recht, das beinhaltet gleich mehrere Probleme. Wenn das der einzige Weg ist, Krisensituationen zu bewältigen, dann hat dieses natürliche Vorgehen so seine Risiken und Nebenwirkungen. Einmal kann es sein, dass es einem Menschen sehr schlecht geht, er aber keine Signale der Hilfsbedürftigkeit aussendet, sondern eher erstarrt und eingefroren ist. Dann merkt das niemand anderer, und dann kümmert sich auch niemand um diesen Menschen. Dann kann es sein, dass jemand zwar offensichtlich hilfsbedürftig ist, aber keiner da ist. Im Erwachsenenleben haben wir in unserer Kultur nicht mehr immer den Zustand, dass sicher jemand da ist. In vielen Kulturen ist es übrigens auch heute noch so wie bei uns früher selbstverständlich: Die Menschen leben immer in Gruppen. Der Zustand, dass jemand ganz allein ist, außerhalb einer Gruppe, ist eine Rarität, kommt kaum vor. Unser heutiger Lebensentwurf, alleine durch die Welt und durchs Leben zu kommen, ist sicherlich nicht sonderlich biologisch. Es ist ein interessanter, sehr moderner Versuch, der unserer Evolution eher widerspricht. Wir sind zweifelsfrei Herdentiere, eine komische Schimpansenhorde mit zu viel Frontalhirn. Unsere Biologie reagiert übrigens immer noch herdentypisch: Wenn wir ganz alleine sind, springt unser Paniksystem an, und es tritt in Konkurrenz zum Furchtsystem. Heldenhaft kämpfen oder flüchten und in Panik um Hilfe bitten oder um Schonung betteln schließen sich gegenseitig aus. Beides gleichzeitig geht nicht gut. Das bekommt uns übrigens auch körperlich nicht besonders, weil dann zwei Systeme gleichzeitig aktiv sind, die eigentlich alternativ wirksam sein sollten: der Sympathikus und der Parasympathikus. Das kann richtig gesundheitsgefährdend werden, wenn über lange Zeit beide Systeme immer aktiv sind. Viel gesünder ist es, entweder kämpferisch ranzuklotzen oder in der sozialen Sicherheit der Herde passiv abzuschalten.

Ein weiteres Problem kann es sein, dass unsere Selbstachtung darunter leidet, wenn wir zu häufig auf andere angewiesen sind. Dann können Einschätzungen entstehen wie: Ich schaffe nie was alleine, ich brauche immer jemand, alleine bin ich gar nicht lebensfähig, ich bin und bleibe ein kleines Kind, ich bin dem Leben nicht gewachsen, ich schaffe das alles nicht allein. So etwas bekommt auf Dauer dem Selbstwertgefühl nicht. Natürlich sind auch Menschen problematisch, die auf das System »Bindung, Familie, Herde, Freundschaft, Hilfe und Unterstützung« gar nicht zurückgreifen können oder wollen. Das sind dann die einsamen Wölfe, wobei ja eigentlich auch Wölfe lieber im Rudel leben.

Bei manchen Menschen wird der eben beschriebene natürliche Mechanismus der Hilfe und Unterstützung geradezu zu einer Gefahr. Diese Menschen werden dauerhaft abhängig von anderen. Sie sind dann auf Gedeih und Verderb abhängig von einem Partner, von ihren Eltern oder von uns Therapeuten. Wenn sie in die Krise kommen, regredieren sie und können nur noch eine Frage stellen: Wer ist jetzt sofort für mich da? Das kann so weit gehen, dass Menschen in suizidale Krisen kommen oder gar einen Selbstmordversuch machen, weil sie in einem regressiven Zustand weder ihren Therapeuten noch die beste Freundin erreicht haben. Das ist dann auch eine Belastung für jede Therapie, weil der Patient alles vermeiden muss, was in seiner Vorstellung die Beziehung zum Therapeuten gefährden könnte, und weil die Therapeutin alles vermeiden muss, was die Beziehung zur Patientin so belasten könnte, dass diese suizidal wird. Solche Therapien sind gekennzeichnet von einer völlig übertriebenen Vorsicht, Erstarren in Angst und Schonhaltung und führen in jahrelange, gegenseitige, unbefriedigende, aber nichtauflösbare Abhängigkeitsverhältnisse.

Genau an dieser Stelle kommen Sie übrigens um eine Entscheidung nicht herum. Wenn Sie in Ihrem tiefsten Inneren spüren: Wenn es mir schlecht geht, wenn ich wieder erlebe und handle wie ein Kind, wenn ich regressiv bin, wenn ich hilfsbedürftig und ohnmächtig bin, dann will ich auch weiterhin einfach nur jemanden für mich haben, will versorgt, an die Hand genommen werden, möchte meine Selbstverantwortung abgeben und Patient bleiben – dann wird diese Art der Psychotherapie bei Ihnen unwirksam bleiben. Dann können Sie Ihre Lebenszeit besser einsetzen als dafür, an diesem Patienten-Unterricht teilzunehmen oder Ihre Hausaufgaben zur Arbeit mit dem Inneren Kind zu machen. Ich würde Ihnen das übrigens gar nicht vorwerfen. Ich glaube, dass etwa die Hälfte der Patientinnen und Patienten, die in Psychiatrischen Akut-Kliniken behandelt werden, damit überfordert sind, für sich auch dann Verantwortung zu übernehmen und selbstfürsorglich zu handeln, wenn sie in einer Krise sind. Diese Menschen tun gut daran, sich ein Netz von Menschen aufzubauen, die in Krisen sicher für sie da sind. Das können persönliche und religiöse Kontakte sein, aber auch Kontakte zu Betreuern, Therapeuten und Kliniken. Ein großer Teil unseres psychiatrischen Versorgungssystems ist genau für diese Patientinnen und Patienten da, und daran gibt es nichts zu kritisieren. Das brauchen wir, und ich bin sogar davon überzeugt, dass jeder Mensch irgendwann in eine Situation kommen kann, in der er sich nicht mehr selbst helfen kann und auf Gedeih und Verderb überlebensnotwendig auf andere angewiesen ist. Wenn zu viel gleichzeitig zusammenkommt, würde mir das genauso ergehen.

Aber um es deutlich zu machen: Sie arbeiten daran, den Bereich der Eigenverantwortlichkeit und der Selbstfürsorge auszuweiten. Sie bemühen sich hier darum, Ihre Fähigkeit zur Selbstfürsorge und auch den erwachsenen und elterlichen Umgang mit schwierigen Innere-Kind-Zuständen deutlich auszuweiten. Ihr Ziel ist es, immer seltener in so intensive Krisen zu geraten, dass Sie auf Soforthilfe angewiesen sind und nicht einmal mehr warten können bis zum nächsten Termin Ihrer ambulanten Psychotherapie. Arbeit mit dem Inneren Kind bedeutet im Grunde genommen Arbeit an den Inneren Eltern, an der eigenen Mütterlichkeit und Väterlichkeit für die eigenen Innere-Kind-Zustände.

Übrigens gibt es noch ein ganz erstaunliches Phänomen. Die Welt wimmelt von Menschen, die für andere hervorragend sorgen können, nicht aber für sich selbst. In ganz vielen sozialen Berufen arbeiten Menschen, die bis abends um 5, 6 oder sogar 7 Uhr für andere durchaus kompetent da sind. Kommen sie nach Hause, dann werden sie plötzlich völlig inkompetent, insbesondere dann, wenn sie alleine sind oder alleine wohnen. Dann können sie alles das, was sie anderen tagsüber zugute kommen ließen oder anderen geraten haben, auf sich selbst überhaupt nicht anwenden. Ich finde das schon merkwürdig. Ist das auch ein Resultat unseres jahrtausendelangen Lebens in Herden und Familien? Sind wir biologisch gar nicht gut darauf eingerichtet, mutterseelenallein in der Fremde heldenhaft für uns zu sorgen? Sehr viele Familiensysteme funktionieren übrigens so, dass jeder für ein oder zwei andere Familienmitglieder zuständig ist, niemand aber für sich selbst. Auch das finde ich ein ebenso bemerkenswertes wie merkwürdiges Phänomen.

Ich empfehle Ihnen, in Ihrer nächsten Einzeltherapiesitzung mal zu betrachten, inwiefern Sie für andere gut sind. Wie können Sie helfen? Wo können Sie helfen? In welchen Situationen haben andere Ihnen gesagt, dass Sie hilfreich für die waren? Was ist bei Ihnen hilfreich für andere? Wie werden Sie für andere wirksam? Dann ist der nächste Schritt ganz einfach: Wie werden Sie für sich selbst so hilfreich, so mütterlich oder so väterlich, wie Sie es für andere offenkundig seien können? Schauen Sie nicht so besorgt! Ich weiß, dass das *eben nicht* so einfach ist. Aber komisch ist das doch schon: Warum können wir zu uns selbst nicht so nett sein wie zu anderen?

Einige von Ihnen haben in ihren Einzeltherapien schon mit einem Phänomen zu tun gehabt, das wir in diesem Gruppenunterricht nicht vertiefen werden: Abneigung gegen sich selbst, Widerwillen gegen sich selbst. Besonders gegen regressive Zustände, gegen Innere Kinder. Das ist für viele von Ihnen ein wichtiges Thema in der Einzeltherapie.

Damit haben wir schon unsere nächste **Hausaufgabe**: Bitte erarbeiten Sie für sich bis zur nächsten Woche, in welchen Situationen Sie für andere hilfreich und fördernd sind. Es geht mir darum, dass Sie Ihre generellen Fähigkeiten und Fertigkeiten, für Menschen mütterlich, väterlich oder großelterlich sein zu können, genau betrachten und niederschreiben. Zu wem sind Sie wie eine gute Mutter, ein guter Vater?

Zum Abschluss nun wieder unsere Achtsamkeitsübung. Nehmen Sie einfach ein Papiertaschentuch in eine Hand, halten es so nahe an Ihr Ohr, dass es Ihnen nicht unangenehm ist, und hören Sie dann auf die Geräusche, die das Papiertaschentuch in Ihrer Hand macht, wenn Sie die Hand bewegen. Sie dürfen es nicht so nahe an Ihr Ohr halten, dass diese Geräusche für Sie unangenehm werden. Sie müssen das Taschentuch so weit von Ihrem Ohr entfernt halten, dass Sie diese Geräusche wertfrei wahrnehmen können.

(Gong der Klangschale)

Unterrichtseinheit III

1 – 2 – 3 – 4 – 5 – 6 – 7. Einer fehlt noch. Wir sind aber nach meiner Uhr schon eine Minute über die Zeit. Ist das nach Ihren Uhren auch so? Gut, dann hänge ich das Schild »Bitte nicht eintreten« eben außen vor die Tür. Ich kann es nach der Achtsamkeitsübung dann ja wieder abnehmen.

Heute machen wir zwei Achtsamkeitsübungen mit der Sinnesqualität »Riechen und Schmecken«. Beim ersten Mal haben wir uns ja etwas angesehen, beim zweiten Mal achtsam gelauscht, heute wollen wir riechen und schmecken. Diese beiden Sinnesqualitäten sind schwer auseinanderzuhalten, weil sie sich auch anatomisch deutlich überlappen und gar nicht wirklich zu trennen sind. Vieles schmeckt uns gut, das eigentlich primär gut riecht. Und etwas, das wirklich gut riecht, schmeckt oft auch gut. Das stimmt nun allerdings nicht immer. Manches Parfüm riecht gut, schmeckt aber abscheulich.

Ich habe hier eine Dose mit scharfen Pfefferminzpastillen. Einigen sehe ich schon an, dass sie die nie in den Mund nehmen würden. Dann reicht es völlig, an diesen Pastillen zu riechen, den Geruch wahrzunehmen, achtsam zu riechen und dabei 2 Minuten zu bleiben, ohne zu bewerten. Wem die schmecken, der darf seine Pastille natürlich gerne lutschen.

(Gong der Klangschale – nach 2 Minuten erneuter Gong)

Gut, dann wenden wir uns erst wieder den Hausaufgaben zu.

(In den nächsten etwa 40 Minuten werden die Hausaufgaben im Einzelnen reihum durchgesprochen. Das bedeutet, dass jede Patientin oder jeder Patient knapp 5 Minuten der Zeit zur Verfügung hat. Danach: 5 Minuten Pause.)

Die heutigen Hausaufgaben sind ja etwas durcheinandergeraten. Wahrscheinlich liegt das an mir. Ich hatte beim letzten Mal gegen Ende zu wenig Zeit, um die Hausaufgaben genau zu erläutern. Das ist schlecht. Wenn ich Ihnen keine präzisen Anweisungen gebe, dann verwirre ich Sie und stelle Ihnen Aufgaben, von denen Sie nicht wissen, wie Sie es richtig umsetzen sollen. Entschuldigung!

Allerdings geht an dieser Stelle eigentlich immer vieles durcheinander. Das liegt daran, dass die Situation in sich unklar und widersprüchlich ist. Ich möchte deshalb im Folgenden einige mögliche Untergruppen für den neuen Arbeitsschritt erläutern und mit Ihnen diskutieren:

Möglichkeit 1

Sie haben eine rundum schöne, befriedigende oder doch zumindest überwiegend fördernde und gute Kindheit und Jugend gehabt. Dann ist es erstaunlich, dass Sie in dieser Gruppe sitzen, denn Sie müssten eigentlich die üblichen erwachsenen Fähigkeiten haben, kontrolliert und gesteuert regredieren zu können, wann und wo es Ihnen in den Kram passt und sinnvoll erscheint. »Regression im Dienste des Ich« nennt man diese Fähigkeit übrigens auch, und es ist eine Fähigkeit, die unverzichtbar ist, um aufzutanken, Kraft zu schöpfen, kreativ, fantasievoll und lebendig zu sein.

Möglichkeit 2

Sie haben in der Kindheit viele ungute, unglückliche, unbefriedigende, vielleicht sogar eine besonders schädliche Erfahrung gemacht und sind nicht immer gut gefördert worden, hatten aber auch immer wieder gute Zeiten, gute Phasen oder zumindest eine Bezugsperson, die Sie angemessen und gut gefördert hat. Das können übrigens auch Lehrer gewesen sein oder Nachbarn oder die Oma, die Sie einmal im Jahr in den Sommerferien besucht haben.

Dann können Sie in die Arbeit mit dem Inneren Kind so einsteigen, dass Sie diese guten Situationen, Zeiten, Begegnungen und Erfahrungen wieder lebendig werden lassen und sich für eine begrenzte Zeit in dieses Erleben hineinbegeben. Dabei können Ihnen alte Fotoalben helfen oder Bücher, die Sie etwa in den Sommerferien in Ruhe in dieser Zeit gelesen haben. Wenn Sie diese Kinderbücher nicht mehr selbst besitzen, sich aber noch an sie erinnern können, dann gibt es heute viele Möglichkeiten, an diese Bücher wieder heranzukommen. Sehr viele alte Kinderbücher werden neu gedruckt, viele sind im Internet zu bekommen oder zu ersteigern, und wenn das keine antiquarischen Schätze sind, ist das oft auch gar nicht so teuer. Sie können in der halben Stunde, in der Sie für Ihr Inneres Kind da sind, auch alleine Spiele machen, die Ihnen damals gefallen haben, oder jene Orte am Wochenende gezielt wieder aufsuchen, an denen Sie sich früher wohlgefühlt haben. Sehr gut ist es auch, wenn Sie ein Kinderbild besitzen, auf dem Sie richtig glücklich aussehen, und das Ihnen heute als erwachsenem Menschen gefällt und sympathisch ist. Das können Sie sich durchaus schön einrahmen und auf den Nachttisch stellen, ins Wohnzimmer oder auf den Schreibtisch. Unser Arbeitsziel ist es, dass Sie zu diesem Inneren Kind einen ebenso personalen und persönlichen Bezug bekommen wie zu Ihren realen Kindern, Ihren Patenkindern oder den Kindern, die Sie an Ihrer Arbeitsstelle als Erzieherin besonders gerne haben.

Möglichkeit 3

Sie können sich an keinerlei Situationen erinnern, an keine Beziehung und an keine Zeit, in der Sie in Ihrer Kindheit und Jugend glücklich waren und an die Sie gerne zurückdenken.

So etwas gibt es. Übrigens ist es sehr unwahrscheinlich, dass Ihre ganze Kindheit und Jugend mit allen Menschen immer nur schlecht gewesen ist. Ich glaube nicht, dass ein Mensch so etwas überlebt. Ein Kind schon gar nicht. Wenn Ihre Therapie fortschreitet, dann werden Sie vielleicht wieder Zugang zu Erinnerungen bekommen, die offenbaren, dass Sie bestimmte Lehrerinnen oder Lehrer besonders gerne mochten, weil in deren Schulstunden Ruhe, Frieden und Sicherheit herrschten. Oder Sie werden sich daran erinnern, dass Sie auf dem Weg von der Schule nach Hause immer einen Umweg machten über den kleinen Lebensmittelladen, den es damals noch gab. Dort haben Sie einfach eine halbe Stunde oder eine Stunde herumgetrödelt, weil es dort gut roch, weil die Leute freundlich zu Ihnen waren oder Sie zumindest in Ruhe gelassen haben. Sehr wahrscheinlich waren solche Erfahrungen zumindest zeitlich sogar die überwiegenden. Die anderen waren aber so belastend und so einprägsam, dass sie alles andere beiseite gedrängt oder überlagert haben.

In diesem Fall kann es sein, dass Sie geradezu Angst davor haben, an irgendetwas erinnert zu werden oder sich in irgendetwas hineingleiten zu lassen, was auch nur entfernt an Kind, Kindheit, Jugend oder Kleinsein erinnern könnte. Bitte nehmen Sie eine solche Angst in jedem Fall sehr ernst! Das ist ein Signal, dass Regression für Sie gefährlich ist, weil Sie nicht gesteuert in gute Zustände regredieren können, sondern rasch die Kontrolle verlieren und dann in ungute Kindheitszustände abgleiten. So ist die Arbeit mit den Inneren Kindern keinesfalls gemeint. Das ist keine Arbeit, in die Sie sich einfach hineingleiten oder gar hineinfallen lassen sollen und in der Sie dann die Kontrolle verlieren, aus der Sie nicht mehr herauskommen oder in der Sie fast nur schlechte Empfindungen haben und Erfahrungen machen. Ganz im Gegenteil, und das in jeder Hinsicht!

Wenn also alles und jedes an Ihrer Kindheit und Jugend im Moment nur schlimm, schlecht und bedrohlich für Sie ist, dann müssen Sie quasi neu anfangen. Dann ist die Arbeit mit dem Inneren Kind für Sie ein Neubeginn.

Angeblich hat ein Schriftsteller einmal gesagt: »Es ist nie zu spät für eine schöne Kindheit.« Das ist ein schöner Spruch. Auf den ersten Blick ist er falsch. Denn unsere Kindheit ist nicht wiederholbar, ist unwiederbringlich, gehört zu unserer Vergangenheit, wenn wir erst mal erwachsen sind. Manche Erwachsene träumen davon, ihr Schicksal korrigieren zu können, das Geschehen ungeschehen zu machen und es durch anderes zu ersetzen. Was geschehen ist, ist aber geschehen. Es ist Bestandteil unserer Welt aus Vergangenheit, Gegenwart und Zukunft, es ist aus unserer Lebenszeit nicht mehr zu tilgen und Bestandteil unserer Lebensgeschichte, unseres inneren Lebensromans, unseres so genannten »Narrativs«. Wir schreiben unsere Lebensgeschichte ständig neu. Gedächtnisforscher haben untersucht, dass Menschen ihre Kindheit mit 20 Jahren anders beschreiben als mit 30 oder mit 40 Jahren. Im Grunde genommen suchen wir uns aus unserer Vergangenheit jene Erinnerungen zusammen, vergegenwärtigen sie uns, die uns zur Bewältigung unserer Gegenwart jetzt gerade hilfreich sind. Für einen Mann, der sein Elternhaus gerade verlässt, sind andere Aspekte seiner Kindheit wichtig als für einen Mann, der gerade Vater wird, oder für jemanden, der gerade Großvater wird.

Manche Menschen entwickeln sehr komplizierte Mechanismen, um bestimmte Kindheitserfahrungen auszublenden. Das kann so weit gehen, dass Menschen mehrere voneinander abgegrenzte Persönlichkeitseinheiten ausbilden. »Multiple Persönlichkeiten« oder »Dissoziative Identitätsstörungen« nennen wir solche Störungsbilder. Damit können wir unsere subjektive Lebensgeschichte unterbrechen, aufbrechen, »fragmentieren«, in Bruchstücke zerlegen. Die objektive Lebensgeschichte bleibt aber, wie sie ist.

Was bei der Dissoziativen Identitätsstörung automatisch passiert, ohne dass wir darauf Einfluss haben oder es kontrollieren können, können wir aber ganz bewusst nutzen. Ich kann meine Kindheitsgeschichte nicht ändern. Aber ich kann in Grenzen Einfluss darauf nehmen, woran ich denke, was ich mir vor Augen führe, was ich mir vergegenwärtige oder was ich mir vorstelle. Für viele von Ihnen ist das der eigentlich wichtige nächste Schritt in Ihrer Therapie: Sie müssen wieder Herrin oder Herr im eigenen Vorstellungsgebäude werden. Sie müssen die Fähigkeit entwickeln zu entscheiden: Das will ich mir die nächsten 10 Minuten vorstellen – und das nicht! Für manche von Ihnen ist die Vorstellungswelt außer Kontrolle geraten. An manche Ereignisse müssen Sie immer wieder denken, auch wenn Sie das gar nicht wollen. Dann spricht man von Intrusionen, sich aufdrängenden Gedanken, Gefühlen oder Sinneswahrnehmungen wie Gerüchen oder Geräuschen. Manche bezeichnen solche Ereignisse auch als Flashbacks. Andere machen die Erfahrung: Wenn ich mir etwas Schönes vorstelle, dann kommt irgendeine schlimme Vorstellung, und die macht mir das Schöne kaputt. Hintergrund dessen ist nicht selten, dass in der Kindheit oder Jugend viel zu häufig etwas Schönes einfach kaputt gemacht worden ist. Darum wiederhole ich noch einmal: Lassen Sie Ihre Vorstellungen sich nicht einfach entfalten! Die Aufgabe besteht darin, gesteuert und kontrolliert bestimmte Vorstellungswelten aufzusuchen, darin für eine begrenzte Zeit zu bleiben und diese Vorstellungswelten gegen schlimme, zerstörerische Fantasien, Vorstellungen oder Erinnerungen aufrechtzuerhalten und zu verteidigen. Wenn Sie also gerade eine schöne Vorstellung von einer Kindheitssituation haben, die Sie als Kind möglicherweise so nie erlebt haben, und ein böser Dämon taucht in Ihrer Fantasie auf, gegen den Sie sich im Moment nicht wehren können, dann unterbrechen Sie die Übung bitte sofort.

Es gibt ein paar Möglichkeiten, um schöne Vorstellungen etwas länger aufrechtzuerhalten. Eine Möglichkeit besteht darin, den Film innerlich wieder zu der Stelle zurückzuspulen, als das Bild oder die Vorstellung oder die Fantasie noch richtig schön und gut war. Oder Sie können etwa eine schöne Kindheitsszene an einen Ort verlagern, der auf jeden Fall sicher und geschützt ist. Oder Sie können Ihren Inneren Kindern mächtige Innere Helfer zur Seite stellen, die Sie vor bösen Wölfen oder bösen Menschen beschützen. Die Gedanken sind frei. Vorstellen können und dürfen Sie sich alles. Werden Sie zum Regisseur der Schauspiele und Dramen auf Ihrer Inneren Bühne! Sie bestimmen, was in Ihrer Vorstellungswelt abläuft, wie es abläuft und wie lange. Sie bestimmen, wann Sie Ihre Vorstellungswelt wieder verlassen und zurückkehren in die Realität der Gegenwart, so wie Sie sie wahrnehmen.

Weil viele Menschen, die Patientinnen oder Patienten in einer psychotherapeutischen, psychosomatischen oder psychiatrischen Klinik sind, so viele Schwierigkeiten damit haben, ihre Vorstellungswelt unter Kontrolle zu behalten, ist es als Einstieg oft hilfreich und einfacher, ganz konkret etwas zu tun. Also: Fragen Sie doch einfach beim nächsten Einkauf im Supermarkt nach einer Probe Badezusatz für Babys und nehmen Sie abends ein Babybad. Kaufen Sie sich ein Glas mit Babynahrung; das schmeckt übrigens vielen Erwachsenen auch sehr gut. Das können Sie daran feststellen, dass viele Eltern ganz ausgiebig die Temperatur der Babynahrung überprüfen, bis das Glas nur noch halbvoll ist und sie endlich anfangen, ihr Kind zu füttern. Hören Sie Kinderkassetten, vielleicht entschieden solche Kinderkassetten, die es in Ihrer Kindheit noch gar nicht gegeben hat. Das Gleiche können Sie natürlich tun, indem Sie ganz aktuelle, ganz moderne Kinderfilme, Videos oder DVDs für Kinder ansehen. Manche Kinderbuchautoren sind allerdings für alle Kinder in jedem Alter bis etwa 107 Jahre nur gut und richtig. Für mich gehören dazu die Bücher von Astrid Lindgren, Janosch, die Märchen, Mythen und Legenden der Völker. Vieles gibt es als Hörbuch, gelesen von guten, professionellen Sprecherinnen und Sprechern, oder auch als Hörspiel. Die Teletubbies sind Geschmackssache, ebenso viele Kindersendungen im Privatfernsehen. Aber die meisten Angebote der Sender der öffentlich-rechtlichen Senderanstalten sind tatsächlich kindgemäß und kindgerecht.

Wenn Sie selbst Mutter oder Vater eines Kindes oder mehrerer Kinder sind, dann ist es eine gute Möglichkeit, denen abends etwas vorzulesen und sich vorzustellen, das eigene Innere Kind säße neben den echten eigenen Kindern und würde mitversorgt. Viele Menschen bereiten gerade in der Zeit, in der abends die Sendung mit der Maus, Käpt'n Blaubär oder die Sesamstraße läuft, das Abendessen vor. Eine Alternative ist es, sich mit davorzusetzen, ganz bewusst zu regredieren in einen Kindheitszustand und selbst noch was dazuzulernen oder den Inneren Kindern beibringen zu lassen. Viele Zeichentrickfilme für Kinder erfreuen auch Erwachsene. Ich bin ein Fan sowohl vom Dschungelbuch als auch von Ice Age. Ganz modern sind übrigens die Abenteuer von Pettersson und Findus. Die beiden gab es in der Kindheit heutiger Erwachsener noch nicht. Insofern ist das ein guter Einstieg in einen Neuanfang.

Es kann auch sehr viel Sinn machen, heute ein Instrument zu erlernen, das man als Kind gerne erlernt hätte, aber nicht durfte. Am Wochenende läuft nachmittags in vielen Städten in einem kommunalen Programmkino ein Kinderprogramm. Da kommen immer mal wieder alte Filme wie »Emil und die Detektive«, »Das doppelte Lottchen« oder »Ferien auf dem Immenhof«. Bei vielen Menschen reichte in der Kindheit das Geld nicht, um solche Filme anzusehen. Der Bierkonsum vom Alten ging vor, oder die Mutter musste Schulden bezahlen, die sie beim Versandhaus gemacht hatte.

Wenn Sie in die Arbeit mit dem Inneren Kind gut eingearbeitet sind, einen guten Zugang zu diesem Inneren Kind haben und seine Wünsche und Bedürfnisse sicher erspüren, dann werden Sie überrascht sein, wie präzise Sie diese Wünsche als erwachsener Mensch befriedigen können. Ich habe schon viele Patientinnen und Patienten gehabt, die mir irgendwann erzählt haben:

»Als Kind hätte ich gerne einen ganz bestimmten Teddybären gehabt. Dafür reichte das Geld nie. Ich bekam immer die Spielsachen der älteren Geschwister, und die nahmen mir die dann immer wieder weg, weil die ihre Puppen und Teddys natürlich auch behalten wollten. Darum gab es eigentlich immer nur Streit. Nie war mal irgendetwas wirklich meines. Am Samstag bin ich ganz lange durch die Stadt gebummelt, habe verschiedene Spielwarengeschäfte aufgesucht und tatsächlich ganz genau den Teddy gefunden, den ich als Kind immer haben wollte. Der war nicht ganz billig, aber ich hab' mir genau den gekauft. Ich bin damit nach Hause gegangen, habe mich mit dem Teddy ins Bett gelegt und erstmal zwei Stunden geheult. Aber danach habe ich ganz intensiv gespürt: Ich kann heute besser leben als damals. Ich kann allen meinen inneren Seiten, Aspekten und Persönlichkeitsanteilen viel besser gerecht werden, als meine Eltern das mit mir machen konnten. Und ich kann mir selbst viel mehr gestatten und ermöglichen. Ich muss mir heute nicht mehr alles selbst verbieten, sondern ich kann mir meine Wünsche erfüllen, wenn das Geld ausreicht.«

Ich sagte bereits, dass ein Kindheitszustand als »State« bezeichnet wird. Es gibt richtigerweise den Ausdruck »State dependent learning«, das heißt zustandabhängiges Lernen. Wenn wir einen Kindheitszustand aktualisieren, in diesem Zustand mit uns selbst besser umgehen, als mit uns umgegangen wurde, dann verändert sich ein bisschen was. Im Laufe der Zeit verändert sich dann übrigens nach und nach eine ganze Menge.

So, jetzt will ich zur neuen **Hausaufgabe** kommen. Ich hoffe, ich kann sie diesmal präziser formulieren. Bisher haben wir ja ganz bewusst ausschließlich versucht, nur gute Kindheitszustände kontrolliert und gesteuert herbeizuführen. Wenn Sie relativ sicher sind, dass Ihnen das inzwischen gut gelingt, können wir einen Schritt weitergehen:

Registrieren Sie einfach im Laufe der nächsten Woche schon mal, ob es eine oder mehrere Situationen gegeben hat, in denen Sie in einen unerwünschten Kindheitszustand hineingeraten sind, in dem Sie sich hilflos, allein oder gedemütigt gefühlt haben. Wer mag, kann auch schon mal damit Erfahrungen sammeln, in einer solchen Situation für sich selbst väterlich oder mütterlich zu werden und sich um das verletzte, gekränkte, einsame, traurige Innere Kind zu kümmern.

Dann beschließen wir diese Sitzung wieder mit einer Achtsamkeitsübung. Bitte öffnen Sie das Fenster und nehmen Sie die nächsten 2 Minuten einfach mal wahr, wie die frische Luft riecht, die von draußen hereinkommt. Versuchen Sie wiederum, in Ihre Wahrnehmung so wenig Wertung wie irgend möglich einfließen zu lassen. Kehren Sie immer wieder zur wertfreien, reinen Wahrnehmung zurück, wenn Sie doch mal in eine positive oder negative Bewertung hineinrutschen.

(Gong der Klangschale)

Unterrichtseinheit IV

Ja, heute sind wieder alle komplett da. Wir beide haben ja vorher schon kurz miteinander besprochen, weshalb Sie das letzte Mal nicht dabei waren.

Als Achtsamkeitsübung machen wir dieses Mal 2 Minuten etwas mit dem Tastsinn, mit dem Fühlen. Wie ich sehe, haben drei von Ihnen eine Art Handschmeichler, das ist ja ein besonders wichtiger Skill, um nicht so schnell in Depersonalisationszustände zu rutschen. In vielen Mittelmeerländern haben Männer Perlenketten, die an Rosenkränze erinnern, auch wenn sie Moslems sind, und diese Ketten lassen sie immer wieder durch die Hand gleiten. Einer von Ihnen hat einen Igelball, einer hat einen taktil interessanten Stein, und Sie knipsen mit Ihrem Kugelschreiber. (Während ich das gerade diktiere, spielt meine linke Hand mit einer Brille.) Jeder schaut bitte mal eben, ob er irgendetwas in der Tasche hat, ein Taschentuch, einen Schlüssel oder einen Kuli, den Sie in die Hand nehmen können. Und dann schließen Sie für 2 Minuten die Augen und konzentrieren sich nur darauf, diesen Gegenstand, den Sie da in der Hand haben, mit einer Hand zu erspüren. Sie können auch beide Hände nehmen. Ich möchte aber, dass Sie sich auf den Gefühlssinn konzentrieren und insbesondere die Augen nicht mit hinzunehmen. Wer die Augen nicht schließen mag, kann derweil an die Decke starren. Ich finde Achtsamkeitsübungen immer besonders intensiv, wenn ich mit nur einem Wahrnehmungssinn eine Sache für 1 oder 2 Minuten konzentriert, achtsam und wertfrei wahrnehme.

(Gong der Klangschale – nach 2 Minuten erneuter Gong)

(40 Minuten Besprechung der Hausaufgaben. 5 Minuten Pause.)

Die Arbeit mit Zuständen von Hilflosigkeit, Einsamkeit, Verlassenheit, Ohnmacht hat mehreren von Ihnen deutlich gemacht, dass diese Arbeit mit Innere-Kind-Zuständen echte Arbeit ist. Die Arbeit mit realen Kindern ist ja auch Arbeit. Jeder, der sich vormacht, die Erziehung von Kindern sei immer ein heiteres, erfreuliches Spiel, macht sich was vor. Das ist nur zu oft Knochenarbeit. Das gilt genauso für die Arbeit mit Innere-Kind-Zuständen, mit Inneren Kindern.

Sie haben es besonders prägnant formuliert:

> »Mein Vater war weg, meine Mutter hat mich abgelehnt, und ich soll zu diesem Kind heute plötzlich einfach so freundlich, nett und zugewandt sein? Das kann ich gar nicht. Eigentlich lehne ich meine Inneren Kinder genauso intensiv ab wie meine Mutter mich damals. Die sind mir lästig, versauen mir das Erwachsenenleben, melden sich immer zur falschen Zeit, kriegen nie genug, sind undankbar und nervig, machen mir das Leben schwer und bringen mich manchmal sogar um den Verstand. Dann lande ich in der Psychiatrie.«

Zwei Dinge sind von Ihrem Beitrag festzuhalten und hervorzuheben: Wenn Ihre Kindheit häufig unschön, unerfreulich und problematisch war, dann sind Ihre Inneren Kinder keine Kinder, wie sie oft im Werbefernsehen gezeigt werden. Als ich zum ersten Mal »Arbeit mit dem Inneren Kind« hörte, kamen mir sofort Kitsch-Bilder. Ich dachte an Werbefernsehen, an Bilder von lachenden Kindern, die miteinander spielen, von sympathischen starken Vätern, die für ihre Kinder ganz viel Zeit haben, und von strahlenden Müttern, die für ihre Kinder immer das richtige Streichfett und das richtige Nudelgericht auf den Tisch stellen. In mir kamen Klischees von heiler Welt, heiler Familie und Idealzustand. Heute würde ich vielen von Ihnen sogar empfehlen, sich immer dann, wenn das möglich ist, wenigstens für kurze Zeit Ihre ideale heile Familie vorzustellen und durchzuspielen. Erst mal aber müssen Sie damit rechnen, dass Ihre Inneren Kinder mitnichten problemlos sind. Sie sind vernachlässigt, abgewertet, abgelehnt, geschlagen, traumatisiert und krank. Sie sind bedürftig, gierig, unersättlich, nie zufrieden, undankbar, nervig, nörgelig, aufdringlich, rücksichtslos, egoistisch, weinerlich, vorwurfsvoll – jetzt können Sie selbst all das noch hinzufügen, was Ihre vernachlässigten, abgelehnten Inneren Kinder alles sind.

Nun mögen Sie sagen: Warum sollte ich mich um diese Zustände kümmern, die zu meiner Vergangenheit gehören? Ich blende die aus, schalte ab, schalte um und kümmere mich um diese Zustände, diese Inneren Kinder so wenig wie möglich. Ich vermute mal, dass mehrere von Ihnen das in der Vergangenheit versucht haben. Und tatsächlich fällt mir für die Arbeit mit abgelehnten Inneren Kindern immer ein Spruch aus den 70er-Jahren ein, den ich mit Degenhardt in Verbindung bringe: »In Gefahr und großer Not bringt der Mittelweg den Tod.« Etwas unpathetischer formuliert: Ganz oder gar nicht! Innere Kinder haben bei Ihrer Arbeit als Intensivkrankenschwester auf der Intensivstation nichts verloren. Innere Kinder haben Sie bei Ihrer Arbeit als Fernfahrer nicht zu stören. Innere Kinder machen Ihnen als Lehrerin bei der Pausenaufsicht das Leben zusätzlich schwer; Sie haben es schon schwer genug mit den ganzen problematischen äußeren Kindern. Wenn Sie sich nun aber wirklich gar nicht um diese Inneren Kinder, diese Zustände kümmern, auch nicht in Ihrer Freizeit, dann setzen die sich erfahrungsgemäß irgendwann durch. Dann melden die sich, drängen sich auf, lassen sich nicht mehr zurückweisen. Ein weiterer Versuch kann dann noch sein, einen Therapeuten aufzusuchen und dem diese abgelehnten Kinder rüberzuschieben. Manche Patienten haben das Bild, sie könnten ihre Innere-Kind-Zustände in der Therapie aktualisieren und quasi beim Therapeuten lassen. Der würde sich um diese Zustände dann wie ein Pflegevater oder eine Pflegemutter kümmern, Sie wären sie los und könnten sich beim nächsten Therapiebesuch damit wieder beschäftigen. Wahrscheinlich haben Sie dann, wenn Sie in dieser Form Psychotherapie versucht haben, schon die leidvolle Erfahrung gemacht, dass das leider so nicht funktioniert. Eigentlich schade. Übrigens habe ich den Eindruck, dass auch einige Kolleginnen und Kollegen dieses Therapie-Modell im Hinterkopf haben. Bei mir hat es sich nicht bewährt. Nach meiner Erfahrung bringt es nur sehr kurzfristig eine Entlastung, maximal für knapp einen Tag, wenn ich Ihre Inneren Kinder in der Therapiesitzung bemuttere oder bevatere und Ihnen quasi abnehme.

Ich bin überzeugt davon: Niemand sorgt so gut für Sie wie Sie selbst. Für mich gilt das jedenfalls uneingeschränkt: Niemand sorgt so gut für mich wie ich selbst.

Wie viele Mütter und Väter nehmen an dieser Gruppe teil? Aha. Von den acht Anwesenden sind fünf selbst Mütter oder Väter. Wie alt sind die Kinder? Ja, 8 und 11. Dann 3 und 6. Noch mal in dem Alter. 18, 22 und 23. Und dann eines 2 Jahre alt und eines gerade unterwegs. Wunderbar! Dann ist ja ganz viel Kompetenz in der Gruppe. Und es sind alle Lebensalter von Kindern vertreten. Von ungeboren bis schon lange erwachsen. Besser könnte es ja gar nicht kommen.

Dann stelle ich mal meine erste ganz dumme Frage: Wie gehen Sie mit einem traurigen, genervten, quengelnden, weinenden Kind um? Was braucht ein kleines Kind im Vorschulalter? Zunächst mal Trost, das sehe ich genauso. Wie trösten Sie ein Kind? Indem Sie es in den Arm nehmen, ihm verständnisvoll begegnen, es streicheln, beruhigend auf das Kind einreden, es beruhigen. Bei ganz kleinen Kindern summen Sie, singen vielleicht ein Lied, drücken das Kind fest, halten es und schaukeln oder wiegen es auf dem Arm. Sie gehen umher, bewegen das Kind, machen beruhigende Geräusche. So habe ich das früher auch immer mit meinen Kindern gemacht. Die sind heute 25 und 27, und die kann ich nur noch im übertragenen Sinne auf den Arm nehmen, nicht mehr in der Wirklichkeit.

Klappt das immer gleich? Nein, es klappt nicht immer gleich. Was brauchen gute Eltern dann? Richtig: Geduld! Beruhigung und Trost von Kindern ist eine Geduldsfrage. Das bedeutet leider: Als Mutter oder Vater müssen wir geduldiger, gelassener, belastbarer sein als die Kinder selbst. Etwas mehr Stress müssen wir schon aushalten und auch ertragen können, sonst können wir die Kinder nicht geduldig beruhigen. Wenn wir selbst reagieren wie ein Kind, dann können wir ein Kind nicht gut beruhigen. Das ist ja auch das Problem, wenn ältere Geschwister verantwortlich sind für die Beruhigung, vielleicht sogar für die Erziehung von jüngeren Geschwistern. Die haben einfach noch nicht jene Geduld und Gelassenheit, die die Erwachsenen inzwischen hoffentlich haben. Leider ist es manchmal aber sogar so, dass die älteren Geschwister immer noch geduldiger und gelassener sind als Eltern mit Problemen, die vielleicht psychisch krank sind, eine Suchtkrankheit haben oder aus anderen Gründen mit dem Stressor Säugling oder Kleinkind nicht gut umgehen können.

Etwas ältere Kinder brauchen insbesondere Bestätigung, Lob, Anerkennung. Sie brauchen Perspektiven (»Das wird schon wieder gut.«), sie brauchen aufbauende Worte bei Misserfolgen (»Das hast du schon zweimal geschafft, das wird dir beim nächsten Mal bestimmt wieder gelingen. Es macht nichts, wenn du es einmal zwischendurch nicht so geschafft hast.«). Ältere Kinder brauchen aber manchmal auch Grenzsetzungen. Denn Weinen, Schreien, Tränen und Leiden werden ab der Trotzphase durchaus auch funktionalisiert, also eingesetzt, um etwas zu erreichen. Das ist oft gar nicht einfach auseinanderzuhalten, ob jemand wirklich sehr leidet oder nur heftig jammert, um sich durchzusetzen und Macht auszuüben, und es geht auch manchmal ineinander über. Diese Fähigkeit können wir uns später als Erwachsene zunutze machen, um uns am Arbeitsplatz zu schützen und besser durchsetzen zu können: Lerne klagen, ohne zu leiden! An dieser Stelle wird vielen Kindern aber schnell Unrecht getan. Dann heißt es: »Hör auf zu flennen, du kriegst das nicht, jetzt ist Schluss und Feierabend!« Und das verbunden mit dem bestimmten Tonfall, der so viel bedeutet wie: »Versuch erst gar nicht, mich mit Tränen zu erpressen.« Es kann dann aber durchaus sein, dass dahinter ein wirkliches Leiden steht, das so vermittelt und dann nicht wahrgenommen wird. Unsere Eltern waren nicht ideal, und wir sind als Eltern auch nicht ideal. Wir sollten uns zwar bemühen, gute Eltern zu sein, aber damit rechnen, nicht immer und zu jeder Zeit hundertprozentig alles richtig machen zu können. Ein Irrtum ist immer möglich.

Manchmal ist es ja auch schon hilfreich, Kindern dann eine Alternative anzubieten, wenn ein Wunsch nicht erfüllbar ist. Vielleicht gibt es ja etwas anderes, was ähnlich ist und dann zur Verfügung gestellt werden kann. Auch das ist natürlich eine Gefahr, weil Kinder dann manchmal abgespeist werden. »Ich habe zwar keine Zeit für dich, aber ich gebe dir Geld, damit du dir eine neue Kassette kaufen kannst, die du ja immer so gerne hörst.« Das wäre materielles Abspeisen, Abschieben und ein Sich-Drücken davor, in der Beziehung enttäuschend sein zu müssen.

Sie merken schon: Wenn es über die basalen Dinge hinausgeht – wie Trost, Wertschätzung und Grenzsetzung –, dann wird es richtig kompliziert. Dann gibt es viel Wenn und Aber, es gibt Sowohl-als-auch, Entweder-oder, und die Vielfalt der menschlichen Reaktionsweisen geht gegen unendlich. Darum gibt es viele gute Ratgeber für Eltern, in denen genau drin steht, was in welcher Situation warum richtig ist und was falsch und warum es auch immer mal umgekehrt sein kann. Insofern bleibt es Ihnen nicht erspart, eventuell in Ihrer Einzeltherapie noch einmal vertiefend zu besprechen, mit welchem Innere-Kind-Zustand Sie persönlich denn nun wann und wie am besten umgehen. Hier können wir erstmal nur Anregungen sammeln und die generelle Linie festlegen.

Nächste Frage: Wie gehen Sie richtig mit einer Jugendlichen oder einem Jugendlichen um? Was ist richtig für Jugendliche? – Schweigen im Walde. Das kann ich verstehen. Ja? Genau! Jugendlichen kann man es nicht recht machen, für die ist es immer falsch, da gibt es kein »Richtig«! Warum das so ist? Weil Jugendliche in sich widersprüchlich sind, ihre innere Widersprüchlichkeit im Wechsel, rasch nacheinander oder manchmal auch gleichzeitig erleben. Und weil es für Jugendliche in einer frühen Phase ihrer Pubertät wichtig ist, dass die Eltern in jedem Fall falsch, altmodisch und peinlich sind. Wären sie das nicht, würden die Jugendlichen nicht von ihnen loskommen und blieben an die gebunden. Nicht immer sind Eltern, die alles verstehen, sich selbst wie Jugendliche verhalten und eine Kumpelebene zu den Jugendlichen anstreben, die einfachsten Eltern für Jugendliche.

Bei Jugendlichen kann man es in einem bestimmten Alter eigentlich nur verkehrt machen. Bleiben Sie abends auf und warten, bis der Jugendliche wieder zu Hause ist, dann bekommen Sie zu hören: »Wollt Ihr mich immer noch kontrollieren? Was sitzt Ihr hier denn noch so rum und guckt mich an? Wir hatten doch vereinbart, dass ich heute später kommen kann. Das tue ich auch. Ist alles in Ordnung. Ihr könnt (gefälligst endlich mal) ruhig ins Bett gehen.« Also: Aufbleiben ist falsch. – Gehen Sie frühzeitig zu Bett oder nehmen Sie sich gar die Frechheit heraus, selbst alleine auszugehen, bekommen Sie am nächsten Morgen zu hören: »Gestern Abend ist es mir vielleicht dreckig gegangen, als ich nach Hause kam. Das war alles voll beschissen. Da hätte ich wirklich mal jemanden gebraucht, der für mich da ist und Zeit für mich hat. Aber Euch bin ich inzwischen ja so was von egal, Ihr geht eigene Wege und kümmert Euch einen Dreck um mich. Wenn man mal jemanden braucht, ist nie jemand da. Aber Hauptsache, Euch geht es gut.« Also: Sich selbst als Eltern eigenständig machen ist auch falsch. Richtig ist: Ja was?

Ich glaube, dass es ein »Richtig« in der Pubertät für Jugendliche nicht gibt. Trotzdem glaube ich, dass zwei Haltungen und Entscheidungen überwiegend richtig sind: Die erste beinhaltet, für Jugendliche verfügbar zu sein und so viel Zeit aufzubringen, wie es möglich ist. In der Zeit zwischen 8 und 12 Jahren werden Kinder meistens schon eigenständiger, unabhängiger, »erwachsener« und brauchen im Grunde genommen weniger Zeit als in der Pubertät und in der Jugend. Das ist für viele Eltern überraschend. Der Zeitaufwand nimmt noch einmal wieder zu, obwohl die Kinder inzwischen größer sind. Es gibt sogar Studien, bei denen man gemessen hat, welcher Faktor einen guten Pubertätsverlauf vorhersagt. Das war der Faktor »Gemeinsame Zeit mit den Jugendlichen«, sofern die Beziehung zu Mutter oder Vater nicht geprägt war von Prügeln, Gewalttätigkeit, verbaler Abwertung oder gar sexualisierter Gewalt. Zeit für Kinder und Jugendliche ist durch nichts anderes ersetzbar.

Die zweite Empfehlung lautet: Die Erwachsenen sollten sich selbst treu bleiben. Wenn Sie ein Fan von Volksmusik, Heino, den jodelnden Schwestern vom Wilseder Berg sind, dann ist es einfach komisch und peinlich, wenn Sie in der Pubertät Ihrer Kinder umzuschwenken versuchen auf Rap, Hip-Hop oder Hoppel-Poppel. Das gilt auch dann, und vielleicht gerade auch dann, wenn Ihre Tochter mal durchprobiert, wie es sich als Punk so lebt. Wenn Sie politisch immer gewerkschaftlich, liberal, multikulturell und progressiv geredet und vielleicht sogar gelebt haben, dann versuchen Sie gar nicht erst, Ihre deutsch-nationale Seite zu entdecken, auch wenn der Sohn politische Kreise kennen lernt, die Sie aus tiefster Seele hassen. Gerade bei solchen Entwicklungen ist es besonders wichtig, dass Sie sich selbst in Ihren Meinungen, Ansichten und Positionen treu bleiben und Ihre Position klar und überzeugt vertreten. Ich kenne sehr viele jugendliche Entwicklungen, an deren Ende wieder eine Annäherung stattgefunden hat, die dann umso leichter war, wenn die Eltern sich selbst treu geblieben sind. Das bedeutet allerdings, dass Sie in puncto Politik und Kultur überhaupt so etwas wie einen Geschmack und eine eigene Position haben. Aber das haben die meisten Menschen allein dadurch, dass sie bestimmte Fernsehsendungen bevorzugen und bestimmte Zeitungen lesen.

Was sagt uns dieser kleine Ausflug in die hohe Kunst der Kindererziehung und pädagogischen Anleitung von Jugendlichen für die Arbeit mit Inneren Kindern und Inneren Jugendlichen? Zunächst mal etwas ganz banales: Für die Arbeit mit Innere-Kind-Zuständen und mit Inneren Jugendlichen müssen Sie erwachsen sein, müssen Sie auch eine klare erwachsene Seite haben. Sonst werden Sie mit diesen Zuständen allenfalls umgehen können wie ein älteres Geschwister. In der Theorie, vom Wissen her, vom Verstand her wissen fast alle Menschen über 21, was im Prinzip im Umgang mit Kindern und Jugendlichen richtig ist. Sehr viele sind ja auch sehr gut in der Lage, dieses Wissen für Patenkinder, oft sogar die eigenen Kinder und in sozialen Berufen zur Wirkung kommen zu lassen. Es ist schon skurril, dass wir Menschen so große Schwierigkeiten haben, dieses Wissen dann auch auf uns selbst anzuwenden. Darum ging es ja auch in unserer ganzen Arbeit mit regressiven Zuständen: Etwas, was wir im Prinzip alle wissen und wahrscheinlich auch können, uns selbst zugute kommen zu lassen.

So einfach ist das. Noch Fragen?

Nein? Das freut mich. Dann möchte ich unsere Unterrichtseinheiten abschließen mit einem klugen Spruch, der von Erich Kästner stammt: »Es gibt nichts Gutes. Es sei denn, man tut es.«

In diesem Sinne: Auf Wiedersehen!

Literatur

Watkins JG, Watkins HH (2003). Ego-States – Theorie und Therapie. Heidelberg: Carl-Auer Verlag.

2.3 Innere Kinder auf der Station – die Arbeit mit dem Inneren Kind in der psychiatrisch-psychotherapeutischen Krankenpflege

Anja-Maria Reichel

Ohne ein stabiles erwachsenes Ich kann Innere-Kind-Arbeit nicht gelingen

Im häuslichen oder beruflichen Alltag sollte die Patientin einigermaßen kompetent als Erwachsene agieren können. Sie muss zunächst nicht zwangsläufig in der Lage sein, sich bemutternd um das Innere Kind zu kümmern, obgleich das natürlich das Ziel unserer Arbeit ist und das Erreichen dieser Fähigkeit meist einen großen Schritt nach vorne, zur Gesundung der Patientin, markiert. Das kann sie anfangs auf der inneren Bühne aber auch idealen Eltern oder Helferwesen überlassen.

Ist keine im Alltag präsente Erwachsene erkennbar, so sollte immer erst an erwachsenen Alltagskompetenzen gearbeitet werden. Manchmal führt das beinahe auf das Gebiet sozialpsychiatrischer Strukturen, zunächst aber versuchen wir es auf psychotherapeutischem Gebiet, und zwar mit dem Skills-Training nach Linehan.

Wie sieht diese Arbeit im konkreten Fall aus?

Die Physiotherapie gibt die Rückmeldung, dass eine Patientin, Frau S., nie zu ihrer Gruppe erscheint, sich zuvor auch nicht telefonisch abmeldet, wie es üblich ist, wenn sie verhindert ist. Sie wird von einer Krankenschwester (KS) darauf angesprochen. Der Patientin (Pat.) ist das Konzept der Arbeit mit dem Inneren Kind bereits bekannt.

KS: »Ist es richtig, dass Sie bisher noch gar nicht zur Körpertherapie gegangen sind?«
Pat.: »Ich kann da einfach nicht hingehen!«
KS: »Was heißt jetzt konkret ›Ich kann nicht‹ – hatten Sie jeweils einen anderen Termin? Leiden Sie unter Schmerzen, wenn Sie teilnehmen? Was muss ich mir denn unter ›Ich kann nicht‹ vorstellen?«
Pat.: »Ich habe Angst davor.«
KS: »Wovor jetzt genau?«
Pat.: »Vor der Gruppe.«
KS: »Haben Sie das denn schon einmal mit Frau X., der Körpertherapeutin, besprochen?«
Pat.: »Nein, vor der hab ich auch Angst.«

KS: »Ich verstehe Sie also richtig: Die erwachsenen Frau S., die ich kenne, die Gymnasiallehrerin, hat solche Angst vor ihren Mitpatientinnen und vor der Körpertherapeutin, dass sie sich weder von den Gruppen ordnungsgemäß abmelden noch daran teilnehmen kann?«
(→ Realitätsüberprüfung)

Pat.: »Nein ... ich glaube, mein Kind will nicht an der Gruppe teilnehmen, weil es Angst hat. Das ist wie früher da.«

KS: »Was ist denn wie früher dort, was kommt dem Kind bekannt oder bedrohlich vor?«

Pat. (überlegt): »Früher im Sport-Unterricht habe ich nie die Übungen geschafft, die die anderen alle konnten. Ich war auch noch dick und hässlich, und ständig wurde über mich gelacht. Das geht hier genauso weiter!«

KS: »Es ist schlimm für ein Kind, wenn es sich so als Versager fühlt, es möchte ja dazu gehören, es möchte bestätigt sein.« (→ Empathie)

Pat.: »Eigentlich möchte ich heute von so was unabhängig sein ...«

KS: »Fühlt das kleine Mädchen in Ihnen sich hier sicher? Weiß es, dass es hier nicht im Schulsport-Unterricht ist?«

Pat.: »Vielleicht muss ich ihr das noch mal klarmachen.«

KS: »Sie sollten es ihr *sagen*, und zwar auf eine möglichst liebevolle, angemessene Weise, sodass sie Ihnen auch glauben kann. Möglicherweise müssen Sie ihr das auch jedes Mal vor dem Termin sagen.«

Pat.: »Kann gut sein. Das ist aber auch wirklich schwierig, die ist so misstrauisch!«

KS: »Bei dem, was sie erlebt hat, ist aber auch dieses Misstrauen erklärbar, es ist ein Schutz vor weiteren Verletzungen gewesen. Jetzt haben Sie die Aufgabe, ihr zu zeigen, dass heute nicht damals ist und dass Sie für sie da sind und auf sie aufpassen. Noch mal zurück zur Sachebene: Wie wird es denn nun mit Ihrer Teilnahme an der Körpertherapie weitergehen?«

Pat.: »Ich denke, ich versuche es erst noch mal, dahinzugehen. Ich melde mich aber bei Ihnen, wenn es doch nicht klappt.«

KS: »Können Sie die Situation auch noch mal der Körpertherapeutin Frau X. erklären? So als Erwachsene, meine ich?«

Pat. (lächelt): »Klar, ich rufe sie an.«

Die Patientin in diesem Beispiel konnte den Kontakt zu ihrem Inneren Kind schon häufiger herstellen. Sie hat ein genaues Bild von diesem Mädchen vor Augen und ist sogar in der Lage zu sehen, ob das Mädchen gerade misstrauisch, traurig oder ängstlich ist, ob ihm etwas gefällt oder ob es etwas ablehnt.

Viele Patientinnen, die noch am Anfang der Therapie stehen, können dies noch nicht erkennen, und wenn sie den ersten Kontakt zum Kind herstellen, sind sie über dessen Misstrauen oder über dessen tiefe Verzweiflung so enttäuscht, dass sie sich selbst entmutigt fühlen.

Auch wird oft der Umfang oder der zeitliche Rahmen überschätzt, den der Kontakt mit dem Kind einnehmen sollte. Täglich 2 bis 5 Minuten sind immer noch besser als nie, und die Patientin sollte realistisch einschätzen, was sie leisten kann. Das Wichtigste ist sicher die Verlässlichkeit, die Regelmäßigkeit; sie kann das Misstrauen des Kindes, um das sich ja bisher niemand kümmerte, am schnellsten mildern.

Man sollte die Patientin daran erinnern, dass auch ein Innerer, Imaginativer Helfer das Kind versorgen kann, etwa eine gute Mutter, eine liebevolle Oma, ein Delfin als Spielkamerad.

Am schwierigsten gestaltet sich oft die Versorgung des Kindes, wenn deutlich wird, dass es auf der körperlichen Ebene ebenfalls Trost benötigt – etwa eine Umarmung oder ein Streicheln. Die Patientinnen können diese Form der Annäherung, selbst wenn sie nur in der Fantasie geschieht, oft nicht ertragen, da sie ja auch in der Realität noch keinen körperlichen Kontakt herstellen können, zumeist nicht einmal mit sich selbst, etwa beim Eincremen oder Einseifen unter der Dusche. Hier können Innere Helfer wertvolle Arbeit leisten, bis die Vorstellung, sich selbst zu bemuttern, erträglicher wird.

Oftmals lehnt die Patientin das Kind auch regelrecht ab, wenn sie den Kontakt zum ersten Mal auf der imaginativen Ebene herstellen konnte, wenn sie es vor ihrem inneren Auge sieht. Auch hier werden Helfer benötigt – aber trotzdem ist es wichtig, dass die Patientin jeden Tag den Kontakt herstellt, auch wenn es nur »aus der Ferne« möglich ist. In dieser Phase sollte die Patientin sich darin üben, das Kind und seine Handlungen zunächst einmal nicht zu bewerten, vor allem nicht negativ (eine häufige Tendenz, die in der Erziehung ihren Ursprung hat).

Nach den Trauma-Expositionen, deren »Nachbetreuung« vom Krankenpflegepersonal durchgeführt wird, spielt die Arbeit mit dem Inneren Kind ebenfalls eine sehr wichtige, wenn nicht die wichtigste Rolle. Die Patientin hat sich gerade in äußerst belastende Situationen zurückversetzt, denen sie als Kind (Jugendliche, junge Erwachsene) ausgesetzt war, und versucht nun, dieses Kind mit dem zu versorgen, was es in dieser Situation benötigt hätte. Dazu kann gehören, dass sie das Kind tröstend in den Arm nimmt, ihm etwas vorliest oder zulässt, dass ihm vorgelesen wird; sie kann ihm etwas Leckeres zu essen machen, sich um seine Körperschmerzen kümmern (Wärmflasche), mit ihm spielen, um es abzulenken. Bei Flashbacks, wenn das Kind immer wieder in der Situation gefangen scheint, kann die Patientin es mit einem mächtigen Helfer auf imaginativer Ebene aus der Szene herausholen; das kann ein Engel sein, Rambo oder ein Einhorn, ein Zauberer oder irgendein anderer Helfer, der der Patientin nahe ist. Die Patientin kann sich auch vorstellen, das Kind selbst aus dieser Szene zu holen und den Tätern dabei ihre ganze Wut entgegenzuschreien – es muss ausgelotet werden, was ihr in diesem Moment stimmig scheint und gut tut.

Das Pflegepersonal unterstützt die Patientin aktiv bei diesen Imaginationen und der Arbeit mit dem Inneren Kind. Es ist oftmals von außen leichter zu erkennen, ob die Patientin in Flashbacks gefangen ist oder ob sie sich gerade eher schädigt als sich zu bemuttern. Die Patientin kann dies nach den Expositionen möglicherweise nicht selbst leisten, da sie zum Beispiel mit starken Schmerzen kämpft oder sich gerade selbst eher ablehnt. In diesem Fall wird sie zur Arbeit mit dem Inneren Kind ermutigt und entsprechend angeleitet. Im Verlauf kommen der Patientin dann meistens eigene gute Ideen, was das Kind benötigt und wann sie selbst als Erwachsene etwas benötigt.

Frau B. hatte am Vormittag eine Trauma-Exposition. Diese ist gerade beendet worden, die Therapeutin hat sich bereits von Frau B. verabschiedet. Wie üblich bleibt ein Mitglied des Pflegepersonals zunächst bei der Patientin, um mit ihr das weitere Vorgehen für den Nachmittag zu besprechen. Der Patientin geht es nicht gut, sie leidet unter Flashbacks (hat Körperschmerzen im Bereich des Unterleibs), hin und wieder dissoziiert sie, hat die Bilder der soeben bearbeiteten Szene noch als Film vor Augen.
Wie üblich wurde tags zuvor eine Vorbesprechung mit der an diesem Tag für sie zuständigen Pflegekraft durchgeführt, in der die Patientin mit Hilfe der Pflegekraft geeignete Maßnahmen auswählt, um sich nach der Exposition möglichst angemessen und selbstständig versorgen zu können. Ausschließlich am Tag der Exposition (in Ausnahmefällen noch einige Zeit darüber hinaus) haben die Patientinnen der Station das »Privileg«, eine Pflegekraft rund um die Uhr an ihrer Seite zu wissen, falls indiziert. Diese zuständige Pflegekraft kann nun auf den schriftlich erstellten Vorbesprechungsbogen zurückgreifen, falls die Patientin zum Beispiel nicht gut sprechen kann oder falls sie zu stark dissoziiert, sodass ihr die bewährten Maßnahmen momentan nicht einfallen.
Frau B. wird zunächst auf ihr Zimmer begleitet, dort ergibt sich folgendes Gespräch:

KS: »So, Frau B., haben Sie denn schon eine Vorstellung, wie Sie die nächsten Stunden verbringen möchten? Haben Sie schon einmal in Ihrem Inneren nachgesehen, wie es dem kleinen Mädchen jetzt geht, nachdem Sie sich Ihr früheres Leid nochmals zusammen angesehen haben?«

Pat.: »Im Moment will ich gar nichts, vielleicht ins Bett und schlafen ... obwohl, schlafen kann ich meist auch nicht wirklich ... Ach nee: Ich will erst mal nichts. Vielleicht 'ne Wärmflasche auf den Bauch und 'ne Schmerzreserve?«

(Sie knetet stark den Igelball in ihren Händen, wirkt sehr angespannt, droht, wieder zu dissoziieren.)

KS: »Ich werde Ihnen gleich etwas gegen die Schmerzen bringen – ich möchte aber doch noch mal auf das Kind zurückkommen: Sind Sie sicher, dass es angemessen versorgt ist, wenn Sie sich jetzt sofort ins Bett zurückziehen? Ist es das, was das Kind jetzt braucht?«

Pat.: »Weiß nicht ... Denke schon. Warum fragen Sie danach?«

KS: »Ich erinnere Sie nochmals daran, dass wir im Rahmen der Trauma-Therapie versuchen wollen, Ihr Inneres Kind mit dem zu versorgen, was es benötigt. Früher hat das niemand getan, im Gegenteil: Es wurde misshandelt, wie wir beide eben erst wieder erlebt haben. Nun soll es lernen, dass es heute jemanden gibt, der sich gut kümmert: Sie selbst. Sie können sich nun Vater und Mutter sein.«

Pat.: »Das fällt mir sehr schwer.«

(Sie beginnt zu weinen.)

KS: »Das glaube ich Ihnen. Darum haben Sie heute ja auch eine kleine Unterstützung an Ihrer Seite. Lassen Sie uns doch einmal gemeinsam nachsehen, was sich das Kind im Augenblick wünscht.«

Pat.: »Es will seine Ruhe haben! Ins Bett gehen ist okay.«

KS: »Frau B., ich kann es gut verstehen, wenn Sie als Erwachsene sich gerade erschöpft fühlen und nun nichts mehr sehen und hören möchten. Die Szene, die wir uns gerade zusammen angesehen haben, in der das kleine Mädchen vom Vater misshandelt wurde, fand aber doch im Bett statt! Glauben Sie, dass es dem Kind gut tut, wenn Sie jetzt über Stunden dissoziiert im Bett liegen und sich nicht um Ihr Inneres kümmern können?«

(Die Patientin weint heftiger.)

KS: »Es ist gut, wenn Sie im Moment mal Ihren Gefühlen nachspüren und ihnen freien Lauf lassen. Wir überlegen jetzt erst mal zusammen, was Sie tun können. Schauen Sie mal aus dem Fenster: Wie schön die Sonne scheint! Sie könnten es sich vielleicht mit Ihrer Wärmflasche auf der Terrasse gemütlich machen. Die Erwachsene darf eine Zigarette rauchen, das Kind bekommt sein Stofftier in den Arm – und Sie bleiben im sonnigen Hier und Jetzt. Was meinen Sie?«

Pat.: »Ist vielleicht erst mal besser so. Ich nehme mir aber noch eine Decke mit, ich friere irgendwie. Am liebsten möchte ich im Moment, glaub ich, nicht allein sein.«

KS: »Ich kann mich ja erst mal 10 Minuten mit zu Ihnen setzen, dann sprechen wir ab, ob Sie allein sein können oder auch mal Ablenkung brauchen. Jetzt mache ich Ihnen die Wärmflasche. Bis gleich!«

Pat.: »Okay.«

Im Verlauf des Nachmittags gelingt es der Patientin zunehmend, sich zu orientieren. Sie kann später auch selbstständig Kontakt zum Inneren Kind herstellen. Als sie sich ihrer erwachsenen Seite wieder voll bewusst ist und sich auch in Sicherheit weiß, legt sie sich ins Bett, um zu schlafen. Nun kann dies auch gelingen, denn sie hat ihre seelischen Bedürfnisse befriedigt. Schlaf und Träume können nun ebenfalls zur Verarbeitung des nochmals Erlebten beitragen.

Direkt nach den Trauma-Expositionen gelingt es oft auch erfahrenen Patientinnen nicht, das Innere Kind zu versorgen. Manchmal wiederholen sie unbewusst die Verhaltensweisen der Täter und lassen das Kind ganz im Stich. Hier greift die

Pflegekraft ein, um der Patientin dies bewusst zu machen. Wird dies auch gelegentlich zunächst als störend empfunden, so geben die Patienten später oft die Rückmeldung, dass die Intervention ihnen geholfen hat.

Es kann vorkommen, dass die Patientinnen die Fürsorge für ihr Inneres Kind der Therapeutin oder dem Pflegepersonal übertragen wollen, es jemandem aus dem Team – bildlich gesprochen – »auf den Schoß setzen« möchten. Dieser Wunsch wird manchmal aktiv geäußert, oft tritt aber auch eine Gegenübertragungsreaktion auf. Ob dies gelegentlich bewusst zugelassen wird, ist eine Frage von Erfahrung und Intuition. Sicherlich sollte die Patientin so autonom wie möglich handeln und auch immer wieder auf diese Aufgabe als ihre eigene, wichtigste während der Therapie hingewiesen werden. Man sollte die Patientin aber auch an einer kritischen Stelle nicht hängen lassen. Sehr geschickt ist diese Situation manchmal dadurch zu lösen, dass man die Patientin in eine Art »Elternberatung« begleitet, ihr Tipps gibt, welche Wege sie als eine gute Mutter nun in dieser kritischen Situation mit ihrem Inneren Kind gehen kann. Dabei erhält sie den gewünschten Fürsorgeaspekt, fühlt sich an- und ernst genommen – und doch hat das Teammitglied das Innere Kind der Patientin eben nicht »auf dem Schoß«, was für die eigene Psychohygiene oftmals zuträglicher und mittelfristig für die Patientin zudem allemal hilfreicher ist.

Frau R. ist über Weihnachten in stationärer Behandlung. Seit einigen Tagen schon bemüht sie sich nicht mehr erkennbar um ihre Arbeit auf der »inneren Bühne«, trägt ihr Leid durch Mimik und Gestik nach außen, aber auch durch Erzählungen in der Raucherecke in die Runde der Patientinnen, denen es damit auch nicht gut geht. Sie benötigt in den letzten Tagen noch mehr Reservemedikation als sonst, stabilisiert sich mehr schlecht als recht darüber und über vermehrte und massivere Selbstverletzungen. Wenn sie Gesprächsbedarf hat, dann wenig über konkrete Therapie-Inhalte oder Maßnahmen, die ihr die nächsten Tage erleichtern, sondern über globale Probleme mit ihrem Freund (ebenfalls ein instabiler Psychiatrie-Patient), Trauer um verstorbene Freundinnen (durch Suizid verstorbene ehemalige Mitpatientinnen aus anderen Kliniken), Angst vor der Zukunft etc. Diese Gespräche bringen ihr wenig Entlastung, auch das Pflegepersonal spürt, dass man sich hier im Kreis dreht und reagiert auf die Aufforderung »Kann ich mal mit Ihnen sprechen?« mittlerweile schon recht genervt und distanziert. Die Therapeutin der Patientin ist über die Feiertage nicht auf der Station, sodass man sich im Team hier auch nicht austauschen kann.

Die Patientin bekommt aktuell Besuch von ihrem Freund und wendet sich mit Gesprächsbedarf an das Pflegepersonal, während er in ihrem Zimmer wartet. Sie ist noch mit ihrem Schlafanzug bekleidet.

Pat. (mit äußerster Leidensmiene): »Kann ich eine Reserve haben? Haben Sie kurz Zeit?«

KS: »Was benötigen Sie denn nun? Ein Gespräch oder eine Reserve?«

Pat.: »Beides! Erst mal 'ne Tavor.«

KS (gibt der Patientin das Medikament): »Nehmen Sie hier Platz, schließen Sie die Tür. Um was geht es denn?«
Pat.: »Mein Freund ist doch jetzt da.«
KS: »Ich habe gesehen, wie Sie ihn hereingelassen haben.«
Pat.: »Ja, ich komme da irgendwie im Moment nicht klar mit, dass er jetzt jeden Tag so viel Kontakt will. Mir geht es doch im Moment noch schlechter als sonst, und er nimmt da gar keine Rücksicht drauf. Er will über Weihnachten nicht allein sein, und er denkt auch, er tut mir was Gutes, wenn er hier dauernd auf der Matte steht. Der hat doch selber Probleme, da kann ich mich im Moment auch nicht drum kümmern.«
KS: »Diese spezielle Situation mit Weihnachten und mit Ihrem Wunsch, mehr Zeit für sich zu haben, die ist Ihnen doch aber nicht neu. Wir besprechen doch schon seit einigen Tagen, wie und mit welchen Mitteln Sie diese Zeit gut hinter sich bringen können. Haben Sie mit Ihrem Freund denn auch schon im Vorfeld mal darüber gesprochen?«
Pat.: »Nicht direkt im Vorfeld, aber gestern habe ich ihm schon gesagt, mir wird das alles zu viel, ich weiß nicht mehr weiter und so!«

(Sie weint.)

KS: »Frau R., darf ich Ihnen mal eine Rückmeldung darüber geben, was ich jetzt hier gerade vor mir sehe?«
Pat.: »?«
KS: »Ich sehe hier ein kleines Mädchen im Schlafanzug vor mir, das überfordert ist und gerne endlich von einer vertrauenswürdigen erwachsenen Person an die Hand genommen und getröstet werden möchte. Und in diesem Aufzug und in dieser Verfassung sind Sie ja auch vorhin Ihrem Freund schon an der Tür entgegengetreten. Welchen Impuls soll er denn da haben, außer dem Bedürfnis, sich noch mehr um Sie zu kümmern? Sie strahlen das ja nicht gerade aus, dass Sie sich ganz kompetent und erwachsen den Problemen stellen!«
Pat. (schluchzend): »Ich kann das im Moment nicht! Ich kann auf den ganzen Typen auch nicht! Der hat mir sogar einen Weihnachtsbaum für mein Zimmer mitgebracht, darüber soll ich mich freuen! Weihnachten war schon immer der Horror für mich, das ist echt ein totaler Ignorant!«
KS: »Haben Sie das Problem ihm gegenüber schon einmal angedeutet?«
Pat.: »Das merkt man ja wohl, was da los ist! Ich kann so jedenfalls nicht in mein Zimmer zurück, ich sehe nur noch Bilder und Filme von früher, und der sitzt jetzt da drin! Ich kann nicht mal mehr in mein Zimmer!!«

(Sie beginnt zu hyperventilieren.)

Pat.: »Können Sie nicht mal mit ihm reden?«
KS (energisch): »So, an dieser Stelle zeige ich Ihnen jetzt mal mein Stopp-

Signal! Ich werde auf dieser Ebene mit Ihnen nicht weiter sprechen, Sie überprüfen jetzt bitte mal, wo die erwachsene Frau R. ist, die Polizistin, die Krisen sicher managt. Zur Unterstützung ziehen Sie sich jetzt auch erst mal angemessen an. Bitten Sie Ihren Freund, eine Zigarette rauchen zu gehen. Dann können wir noch mal gemeinsam nachsehen, wie es Ihrem Inneren Kind geht und was es jetzt braucht.«

(Hält der Patientin die Tür auf.)

(Die Patientin hat sich nun umgezogen, wirkt in der ganzen Erscheinung etwas sicherer, eben »erwachsener«, es fällt ihr aber noch sichtlich schwer, diese Rolle einzunehmen.)

KS: »So, haben Sie schon den Kontakt zu dem kleinen Mädchen aufgenommen?«
Pat.: »Ich versuche es – sie sieht total verstört und traurig aus.«
KS: »Können Sie das verstehen?«
Pat.: »Weiß nicht, ich glaube schon.«
KS: »Was braucht sie denn?«
Pat.: »Trost?«
KS: »Wenn sie traurig ist, braucht sie sicher Trost – aber auch Sicherheit. Um sie herum war nun heute alles sehr unsicher und chaotisch, sie muss sich auf Sie verlassen können.«
Pat.: »Ja, ich weiß. Das ist echt total schwer. Man kann sich auf mich im Moment nicht verlassen.«
KS: »Ich kenne eine Frau R., auf die man sich immer verlassen kann, die Erwachsene, Erfahrene, die mit beiden Beinen im Leben steht, die einen Beruf hat und weiß, was sie will. Ich möchte, dass die jetzt die Aufgabe übernimmt, mit dem Freund die nächste Zeit zu besprechen und ihm klipp und klar zu sagen, was gut tut und was im Moment nicht geht. Wenn Sie den Weihnachtsbaum nicht möchten, dann erklären Sie ihm, warum er ihn wieder mitnehmen soll. Seien Sie ehrlich zu ihm, begegnen Sie ihm als Erwachsene. Danach können Sie aktiv etwas für das Kind tun – einen Kakao kochen, einen Film ansehen, etwas vorlesen, was Sie mögen. Was das Kind mag!«
Pat.: »Ich muss es versuchen?«
KS: »Genau!«

In diesem Fall hat die Patientin es tatsächlich geschafft, mit ihrem Freund zu sprechen. Er hat die Sache recht gelassen genommen und fuhr zunächst nach Hause. Sie hat es allerdings nicht übers Herz gebracht, ihn den Weihnachtsbaum wieder mitnehmen zu lassen.

Es gibt, wie in diesem Fall auch, meistens keinen Erfolg auf der ganzen Linie: Die Patientin hat sich im Verlauf des Tages wieder heftig verletzt, einerseits aus dem Gefühl heraus, versagt zu haben, andererseits als Mittel gegen Flashbacks (wirkt leider oft schneller und zuverlässiger, als zunächst einige Skills aus dem Unterricht anzuwenden).

Es ist auch gut möglich, dass solche Patientinnen mit dem gleichen Anliegen dann zur nächsten Schicht gehen und wieder das Gleiche fordern: »Rede mit meinem doofen Freund, schaff den Baum weg …« – mit anderen Worten: »Ich bin klein und hilflos, kümmere dich um mich!«

Deshalb ist es ganz wichtig, in den Übergaben all diese Informationen weiterzugeben, auch die, die darüber Auskunft gibt, wie man bis jetzt vorgegangen ist, damit diese Linie konsequent weiterverfolgt werden kann.

Jeder hat schon einmal von den Spaltungstendenzen der Borderline-Patienten gehört, und es ist meistens vermeidbar, dass am nächsten Tag die eine Krankenschwester zur anderen sagt: »Frau R. war ja gestern völlig überfordert, ihr Freund ist aber auch hartnäckig, das konnte sie doch gar nicht schaffen! Kein Wunder, dass die noch schneiden musste …« Diese Art von gegenseitigen Schuldzuweisungen brauchen wir in unseren Teams sicher nicht, und sie sind mit dem richtigen Fachwissen und guter Informationsweitergabe leicht zu vermeiden.

Hätte man in diesem Fall den vordergründig formulierten Wünschen der Patientin stattgegeben, so wäre ihr und dem Stationsfrieden damit nicht lange gedient gewesen: Kinder haben ständig Bedürfnisse, und solange die Patientin als ein solches auf der Station präsent ist, wird es immer neue Konflikte geben. Auch für die Mitpatientinnen ist das sehr belastend. Nicht zuletzt fühlt auch das Pflegeteam sich meist nicht wohl mit der Rolle des Entscheiders, des Handelnden. Man möchte einfach auch persönlich nicht verantwortlich, nicht Mutter- oder Vater-Ersatz für die Patientin sein. In diesem Fall ist es auch wichtig, an die eigene Psychohygiene zu denken.

Das beschriebene Vorgehen im direkten Kontakt mit den Patientinnen wird in erster Linie auf unserer auf Traumatisierte spezialisierten Station durchgeführt. Die Patientinnen sind in der Regel schon mit den in diesem Buch bereits erwähnten Techniken der Innere-Kind-Arbeit, Skills-Training und Imaginationsübungen vertraut, haben diese Konzepte im Einzelgespräch mit den Therapeuten und im psychoedukativen Patienten-Unterricht kennen gelernt und sind gefordert, diese im Alltag anzuwenden und zu üben. Dass diese Arbeit nicht von Beginn an goldene Früchte trägt, ist wie bei allem, was ein Mensch ganz neu beginnt, zu erwarten. Das Pflegepersonal hat aus diesem Grund die Aufgabe, in den typischen Konfliktsituationen des Alltags die sinnvolle Anwendung dieser Techniken zu fordern, immer wieder zu erklären und anzuleiten.

Dabei bleibt auf dieser Station aber der Aspekt der Selbstfürsorge und der Eigenverantwortlichkeit stets präsent. Die Station ist offen, jede Patientin hat einen eigenen Schlüssel für die Eingangstür und für ihr Zimmer. Die Zimmer werden vom Pflegepersonal während der Zeit der Behandlung nicht ohne triftigen Grund betreten, Gespräche mit der Patientin werden dort nicht geführt. Es gibt keine Visite, schon gar keine Zimmervisite. Das Patientenzimmer dient als Rückzugsort, welcher respektiert wird. Es wird bis auf seltene, begründete Ausnahmen weder bei der Aufnahme noch im Verlauf der Behandlung kontrolliert, ob die Patientin dort Klingen oder andere Gegenstände verwahrt, die der Selbstverletzung dienen. Selbstverletzendes Verhalten auf der Station wird als Symptom der Selbstregulierung in Grenzen als unverzichtbar anerkannt, soll aber im Verlauf der Behandlung mehr und mehr durch neu erlernte, nichtselbstschädigende Methoden ersetzt werden. Im stationären Rahmen muss jede Selbstverletzung seitens der Patientin der medizinischen Versorgung durch das Pflegepersonal zugeführt werden. Bei Bedarf fährt die Patientin selbstständig zur chirurgischen Ambulanz eines Krankenhauses der Allgemeinversorgung.

Arbeit mit Inneren Kindern kann wie die Arbeit mit realen Kindern überfordernd, lästig, nervig, mühsam, ärgerlich oder auf andere Weise stressig sein, sodass man sich am liebsten davor drücken würde.

Frau S., eine Patientin im vierten Behandlungsintervall mit einiger Therapie-Erfahrung, hat sich eine recht realistisch nachgebildete Kinderpuppe gekauft, um im Rahmen ihrer Innere-Kind-Arbeit auch äußerliche Versorgung symbolisieren zu können (z. B. das Kind in eine Decke einwickeln, mit dem Kind Enten füttern). Nun hatte sie wieder einmal eine Trauma-Exposition. Diesmal hat sie im Anschluss daran aber große Schwierigkeiten, das misshandelte Kind anzunehmen, da sie Ekelgefühle verspürt und ihr das Kind in ihrer Fantasie verletzt und schmutzig erscheint. Im Verlauf der Nachbetreuung erkundigt sich die Krankenschwester, wie es denn mit der Innere-Kind-Arbeit stehe. Dabei kommt heraus, dass Frau S. ihr Kind, in Form der Puppe, einer Mitpatientin anvertraut hat, damit diese sich darum kümmere.

KS: »Frau S., ich wollte mal wieder nach Ihnen sehen. – Wie fühlen sie sich im Moment?«

Pat. (sehr leidend): »Ach, ganz furchtbar. Ich habe überall Schmerzen, und ich komme aus den alten Filmen einfach nicht raus.«

KS: »Nun, dann wollen wir mal zusammen etwas tun! Zunächst möchte ich Sie bitten, aus Ihrem Swing-Sessel herauszukommen – setzen Sie sich doch bitte einmal hier her, auf den Rand dieses Stuhls, die Füße fest auf den Boden.«

Pat.: »Ich spüre den Boden nicht.«

KS: »Wir können doch Ihre Igelball-Halbkugeln unter die Füße stellen, am besten ziehen Sie sich die Schuhe aus. Jetzt lassen Sie sich mal etwas Zeit, genau in Ihren Körper zu spüren. Vielleicht könnten Sie ja auch schon mal Kontakt zu Ihrem Inneren kleinen Mädchen aufnehmen, mit dem wir heute gearbeitet haben.«

(Einige Minuten vergehen.)

KS: »Können Sie sich Ihr Inneres Kind vorstellen?«

Pat.: »Ich kriege keinen Kontakt hin.«

KS: »Wo ist eigentlich Ihre Puppe, die Yvonne? Die könnten Sie doch mal in den Arm nehmen, zur Unterstützung.«

Pat.: »Die habe ich heute mal Frau K. gegeben, damit sie sich ein bisschen um sie kümmert. Ich schaffe das heute einfach nicht!«

KS: »Versteh ich Sie recht: Sie haben Ihr Inneres Kind einer Mitpatientin anvertraut?«

Pat.: »Sehen Sie mich doch nicht gleich so an!!! Es soll doch auch nicht für lange sein! Aber Frau K. kann so besonders gut mit Kindern umgehen, und da hab ich mir gedacht, ich gönne mir mal eine Auszeit …«

KS: »Ich glaube, dass Sie im Grunde wissen, dass das eigentlich eine Flucht der Erwachsenen ist. Vor Verantwortung und emotionalem Schmerz. Was glauben Sie, wünscht sich denn die kleine Yvonne wirklich? Möchte die denn wirklich bei irgendeiner netten Tante abgegeben werden? Oder wünschte sie sich jetzt mal liebevolle *eigene* Eltern, die stolz auf sie sind und gerne in ihrer Nähe? Die sie trösten, wenn sie traurig ist?«

Pat. (leicht aggressiv): »Aber die will mich doch gar nicht an sich heranlassen!! Entweder sie dreht sich weg, oder sie sagt immer nur ›Nein!‹, wenn ich ihr irgendwas anbiete!«

KS: »Können Sie sich den Grund dafür erklären?«

Pat.: »Nö.«

KS: »Waren Sie früher denn manchmal ablehnend oder misstrauisch anderen gegenüber? Ihren Eltern gegenüber?«

Pat.: »Ich war generell misstrauisch! Meistens, wenn einer mir mal was Gutes angeboten hat, dann gab es hinterher ein böses Erwachen … Entweder musste ich irgendwas dafür tun oder es wurde mir später vorgehalten, und ich fühlte mich auch oft nicht gut genug, so als hätte ich nichts Gutes verdient.«

KS: »Wenn Sie diese Situationen und Gefühle so gut kennen, können Sie die Kleine dann ein wenig verstehen?«

Pat.: »Doch, so generell wohl schon. Aber es ist schwer auszuhalten, das zu sehen …«

KS: »Das glaube ich Ihnen. Ich glaube auch, dass es sehr anstrengend sein muss, die Gefühle zu haben, die dann in dem Moment auftauchen, wenn Sie das Mädchen sehen, wie es sich abwendet. Ich schlage Ihnen aber trotzdem vor, sich die kleine Yvonne wieder zu holen. Sie können ja bewusst etwas für sie tun, danach machen Sie erst mal Pause und gönnen sich als Erwachsene eine Zigarette und einen Kaffee.«

Pat.: »Ja, ist vielleicht besser.«

KS: »Sie können sich dann ja wieder fest verabreden, für einen späteren Zeitpunkt, sodass das Kind nicht das Gefühl hat, vergessen zu werden. Ich werde dann in einer Stunde noch einmal nach Ihnen sehen, dann können wir besprechen, wie es weitergehen soll.«

Pat.: »Ja, ist okay.«

Frau P., eine 43-jährige Patientin mit Dissoziativer Identitätsstörung, kommt zur Mittagszeit recht aufgewühlt zum Pflegepersonal und bittet um ein Beruhigungsmedikament. Die Krankenschwester fragt nach, warum die Patientin das Medikament jetzt einsetzen möchte.

KS: »Möchten Sie mir denn vielleicht sagen, was Sie gerade so aufwühlt, Frau P.?«

Pat.: »Ich bin total ärgerlich und komme damit nicht zurecht! Ich merke jetzt schon, dass ich bald wieder 'nen Riesen-Schneidedruck kriege, wenn das nicht bald aufhört!«

KS: »Ist Ihnen denn der Auslöser für das Gefühl bekannt?«

Pat.: »Ja, ich wollte eben etwas zu Mittag essen, und heute habe ich auch richtig Hunger, schon vorhin hat mein Magen geknurrt. Aber dann sitze ich vor dem Teller und kriege nichts runter! Im Gegenteil, wenn ich einen Löffel Essen im Mund habe, dann steigt mir gleich wieder die Übelkeit im Hals hoch. Und das macht mich langsam echt sauer!«

KS: »Ist Ihnen diese Situation denn bekannt?«

Pat.: »Kann sein – weiß ich jetzt nicht genau. Aber ich will doch jetzt endlich mal was essen!!«

KS: »Frau P., ich möchte, dass wir beide jetzt zusammen mal sortieren, was im Moment möglicherweise in Ihrem Inneren abläuft. Mir ist zum Beispiel sehr wohl bekannt, dass Sie manchmal nicht essen können. Überlegen Sie doch mal genau: Gibt es in Ihrem Inneren denn Persönlichkeiten, die Schwierigkeiten mit der Ernährung haben?«

Pat. (versucht, sich etwas zu sammeln): »Ja, einige können nicht gut essen, die wollen nicht dick werden.«

KS: »Genau. In Ihrer Jugend waren Sie doch auch einmal magersüchtig, wie Sie mir selbst schon berichtet haben. Prüfen Sie doch bitte einmal, ob da ein solcher Anteil von Ihnen sozusagen mit am Tisch sitzt.«

Pat.: »Ich glaube, ›die Dünne‹ ist mit dabei.«

KS: »Gut – was können Sie denn jetzt konkret tun, da Sie nun wissen, um welche Altersstufe es sich handelt?«

Pat.: »Ich werde das Essen erst noch einmal zur Seite stellen und auf mein Zimmer gehen, um mit ihr zu reden. Hoffentlich versteht sie, dass wir heute etwas essen müssen …«

KS: »Da es sich um eine Jugendliche handelt, können Sie doch auch ganz offen mit ihr sprechen. Vielleicht kann man ja auch einen Kompromiss finden, zum Beispiel dann heute Nachmittag noch etwas Sport – in Maßen natürlich – einschieben?«

Pat.: »Das könnte klappen – ich rede erst mal mit ihr!«

Solche Interventionen sind natürlich nur dann zweckmäßig, wenn zuvor eindeutig abgeklärt wurde, dass die Patientin keine organisch begründeten Beschwerden hat, die zu Übelkeit führen könnten. In diesem Fallbeispiel ist die Patientin auch schon recht weit darin fortgeschritten, mit inneren kindlichen und jugendlichen

Anteilen in Kontakt zu treten. Anderenfalls hätte die Krankenschwester sie jetzt intensiver bei der eigentlichen Kontaktaufnahme zum Kind unterstützen müssen, ihr also beispielsweise eine Anleitung geben sollen, sich die Jugendliche bildlich vorzustellen, oder sie fragen sollen, warum sie nicht essen kann.

Arbeit mit dem Inneren Kind kann auch Konflikte auf der Station zwischen den Patientinnen auf ein solides, erwachsenes Fundament stellen.

Frau C. wurde bereits für einige Intervalle auf der Station behandelt. Ihr größtes Problem ist, dass sie immer wieder, auch auf der äußeren Bühne, komplett in kindliche Zustände verfällt, die sie selbst zunächst auch nicht als solche erkennt. Als ehemaliges Heimkind verhält sie sich in Problemsituationen dem Pflegepersonal gegenüber übermäßig angepasst, während sie den Mitpatientinnen gegenüber oft herrisch und sehr bestimmend auftritt. An dem Tag, an dem das folgende Gespräch stattfand, hatte sie sich vor dem Pflegeteam schon mehrfach hervorgetan: Sie hatte die Patientenküche gründlichst gereinigt, hatte dem Pflegeteam frische Blumen gepflückt und auf den Tisch gestellt, hatte auf der Station gelüftet und Blumen gegossen – und all dies hatte Frau C. natürlich jeweils lautstark dem Team verkündet, unterschwellig um Anerkennung bittend. Es wurde im Pflegeteam schon überlegt, ihr dies bei ihrer nächsten Aktion zu spiegeln, als sie selbst zum Gespräch kam:

Pat.: »Frau R., ich wollte gern mal mit ihnen sprechen! Ich habe mich gerade total geärgert!«

KS: »Worüber haben sie sich geärgert, Frau C.?«

Pat.: »Über Frau N.! (eine Mitpatientin) Die ist wirklich total grenzüberschreitend und egoistisch, und das habe ich ihr heute auch endlich mal gesagt! Und mit Kritik umgehen kann sie natürlich auch nicht – war gleich eingeschnappt. Jetzt bin ich wieder schuld, dass in der Raucherecke schlechte Stimmung herrscht, und niemand merkt, dass eigentlich Frau N. den Streit ausgelöst hat! Solche Sachen passieren mir echt ständig, ich hab bald gar keine Lust mehr auf stationäre Therapie, bei solchen Mitpatientinnen!«

KS: »Ihre Schilderung des Problems war für mich jetzt noch nicht eindeutig genug: Ich habe noch nicht verstanden, was nun eigentlich konkret vorgefallen ist.«

Pat. (wirkt recht agitiert): »Frau N. hat sich heute morgen einfach die Kaffeekanne mit auf ihr Zimmer genommen, die ich eigentlich mal für die Allgemeinheit gespendet hatte! Die soll aber für alle sein, und deshalb habe ich ihr das auch gleich zurückgemeldet, als ich sie das nächste Mal auf dem Flur gesehen habe. Sie wurde aber gleich total aggressiv und meinte, sie hätte sich die nur mal geliehen, und lauter andere faule Ausreden, und …«

KS: »Stopp! Ich möchte Sie hier jetzt unterbrechen. Für meinen Geschmack sind Sie gerade sehr wertend und auch wenig auf der Sachebene des Problems. Bitte überprüfen Sie doch einmal, wie alt Sie sich gerade fühlen.«

Pat.: »Eigentlich verhalte ich mich doch sehr erwachsen, wenn ich meine Meinung sage!«

(Die Krankenschwester äußert sich nicht, wartet erst mal ab.)

Pat.: »Ja, oder nicht!? Finden Sie das jetzt nicht erwachsen, oder was?«
KS: »Überlegen Sie doch noch einmal und spüren mal genau in sich hinein: Kennen Sie diese Situationen nicht auch von früher? Was hat diese scheinbare ›Unverschämtheit‹ denn mit Ihrem Inneren zu tun?«
Pat. (überlegt einige Zeit): »Also, sicherlich waren auch früher schon viele Kinder gemein zu mir, haben mir was weggenommen oder haben sich immer in den Vordergrund gedrängt: waren krank, hatten was Schöneres gemalt oder was weiß ich nicht alles. Mich hat dann keiner beachtet, wie immer.«

(Sie schluckt heftig ihre Tränen herunter.)

Pat.: »Ich war oft so verdammt einsam!«
KS: »Ich schlage Ihnen vor, jetzt einmal ein Gefühlsprotokoll zu erstellen, wie Sie es im Skills-Unterricht gelernt haben, genau zu dieser Situation: Sie geben sich Mühe und machen etwas Schönes, und statt auch mal gelobt zu werden, ignorieren die anderen Sie. Vielleicht kommen Sie ja darauf, welche Gefühle gerade im Moment eine Rolle spielen.«
Pat. (gereizt): »Ach, das weiß ich doch jetzt schon, worauf Sie wieder hinaus wollen! Am Schluss heißt es wieder, ich wäre neidisch oder irgendwas …«
KS: »Es kann schon möglich sein, dass eines der beteiligten Gefühle in Ihnen jetzt Neid ist. Aber es spielen ganz sicher auch noch andere Faktoren eine Rolle, und es lohnt sich immer, diese zu finden. Wenn Sie erst wissen, was für das kleine Mädchen in Ihnen jetzt so schlimm ist, dann können Sie auch viel besser auf die Bedürfnisse der Kleinen eingehen. Vielleicht möchte die ja etwas ganz anderes, als jetzt ›erwachsen‹ den anderen ordentlich die Meinung zu sagen.«
Pat. (etwas zögernd): »Könnte sein. – Aber ich tue mich sicher wieder so schwer mit dem blöden Protokoll! Ich glaube nicht, dass ich da groß weiterkomme.«
KS: »Vielleicht können wir uns ja so einigen: Sie füllen das Protokoll jetzt erst einmal in Ruhe aus, so weit Sie es schaffen. Dann sehen wir es uns noch mal gemeinsam an, und gerade bei den Maßnahmen, die daraus dann resultieren werden, beraten wir uns noch einmal. Ich würde sagen, Sie melden sich noch einmal in einer halben Stunde bei mir.«
Pat.: »Ja, ist okay.«

Zu Beginn einer Therapie können die Gefühlsprotokolle aus der DBT auch gemeinsam mit der Patientin ausgefüllt werden, da doch oftmals Schwierigkeiten bestehen, das Gefühl genau zu benennen. Hier kann Unterstützung hilfreich sein, indem man zum Beispiel die Patientin auffordert, ihren Körper zu beobachten oder in den Spiegel zu sehen. Mit der Zeit werden jedoch nahezu alle Patientinnen geradezu Expertinnen ihrer eigenen Gefühlswelt. Emotionsprotokolle helfen hier auch durch den eher nüchternen Umgang mit Emotionen.

Natürlich bedürfen reale Konflikte irgendwann immer auch der erwachsenen Auseinandersetzung. Diese Auseinandersetzung wird aber umso erwachsener, reifer und erfolgreicher verlaufen, je weniger Innere Kinder oder Innere Jugendliche den Ton bestimmen oder die Auseinandersetzung dominieren.

Das Pflegepersonal muss sich natürlich kontinuierlich Rechenschaft ablegen, den Patientinnen keine Kind-Zustände zuzuschreiben, um sich vor erwachsenen Konfrontationen oder auch berechtigten Vorwürfen zu drücken. Dadurch würden die Patientinnen infantilisiert, und die Arbeit mit dem Inneren Kind würde zum Machtmissbrauch. Das gilt für alle therapeutischen Methoden und Techniken und ist auch bei der Arbeit mit dem Inneren Kind sorgfältig zu beachten. Dafür gibt es die Kolleginnen und Kollegen sowie die Supervision.

Wenn die Arbeit mit dem Inneren Kind verantwortungsbewusst und selbstkritisch eingesetzt wird, fördert sie das erwachsene Klima auf der Station. Die Patientin wird immer seltener Opfer ihrer Regressionen, und die Arbeit wird mehr und mehr diejenige zweier kompetenter Erwachsener, die eine Horde schwieriger Innerer Kinder fördern. Diese Arbeit ist therapeutisch sehr erfolgreich und menschlich sehr befriedigend.

3 Das Konzept »Inneres Kind« und die psychoanalytische Selbstpsychologie nach Heinz Kohut

3.1 Spaghetti sind gesund – über einige Fortschritte durch Regression

Willy Herbold

Facharzt für Allgemeinmedizin: »Und wie Eilts sich von Matthäus den Ball geholt hat – ich hätte mich glatt beömmeln können.«

Facharzt für Psychiatrie: »Das war spitze, ich hab' mich nass gemacht, wie blöd der Matthäus geguckt hat. Der hat echt fast geheult.«

(Dialog am Ausgang des Bremer Weserstadions, 09.09.1993 [Werder Bremen – Bayern München 1 : 0])

Mein Freund A. ist ein sehr praktischer Arzt. »Uferlos« nennt A. etwas, für das er zumindest einen Hauch von Sympathie empfindet, das ihn aber mit Schrecken erfüllt, wenn er sich vorzustellen versucht, der Sache einen Platz von Bedeutung in seinem Leben einzuräumen.

Unsere Kollegin Frau Dr. K. war gerade aus irgendeinem abgelegenen Gebirgstal zurückgekehrt, wo sie eine knappe Woche Selbsterfahrung in einer »sehr einfachen, wirklich unglaublich einfachen, aber gleichzeitig irgendwie reichen Atmosphäre« hinter sich gebracht hatte. »Das ist schwer zu beschreiben, wissen Sie, irgendwie muss man das einfach selber erleben.« So was wäre für meinen Freund A. eben »uferlos«.

Rückblende. Ich erinnere mich an den Frühling 1978. Wir studierten ein bisschen Soziologie, und in unseren Seminaren war die Rede von »Pubertät und Narzissmus«. Es war ein warmer Frühling, und wir lümmelten in der Sonne im Park und diskutierten engagiert die Analyse des »Neuen Sozialisationstyps«. Historisch-kritisch, wie wir uns einschätzten, wären wir nie auf die Idee gekommen, dass Thomas Ziehe (1975) seine Beschreibung dieser jungen Menschen mit ihren hedonistischen Neigungen irgendwie anders als verwerflich und tadelnd gemeint haben könnte, als Verrat an der protestantisch-enthaltsamen Arbeit am fernen Glück für alle.

Mittlerweile bin ich mir nicht mehr sicher, ob es so gemeint war. Vielleicht sollte mit dem Thema auf eine reizvolle Möglichkeit im Umgang mit sich selbst hingewiesen werden, was 1978 gefahrlos am ehesten in der Form einer kritischen Analyse möglich war.

In der Sonne im Park beschäftigte uns aber besonders diese eine Sache, auf die das Buch immer wieder Bezug nahm: die mit dem Narzissmus. Da hatte ein amerikanischer Psychoanalytiker eine Theorie entworfen – ach was, keine Theorie: ein Menschenbild, das half, den Hedonismus des »Neuen Sozialisationstyps« als eine tragische Fehlentwicklung zu sehen. Zumindest hatten wir das so verstanden: Wenn es um Narzissmus geht, wird Pathologisches verhandelt.

Na gut: Es gab da bei Heinz Kohut (1976) diese interessante, aber ziemlich komplizierte Theorie von der Entwicklung des Selbst, das wohl jeder irgendwie hatte und brauchte. Aber letztlich war das mit dem Narzissmus ja vermutlich Kinderkram, und den hatten wir hinter uns. Wer sich mit 16 oder später noch mit so was herumschlug, der brauchte offenbar wirklich eine Therapie. Wir waren uns dort im Park nicht sicher, ob wir das alles richtig verstanden hatten, so unkonkret war das mit dem Selbstobjekt, um das es immer wieder ging. Gegen Kohut war Freud Feuilleton.

Ich habe vergessen, ob Ziehe auch auf das verwies, was Kohut selbst immer wieder betonte: dass für jeden Menschen, egal wie alt, bestimmte Erfahrungen notwendig sind, um seine seelische Gesundheit zu erhalten. Das waren diese so genannten Selbstobjekterfahrungen. Also: immer mal wieder irgendwie in solche Zustände der Regression verfallen oder so. Sollte er es erwähnt haben, kamen wir sicher nicht auf den Gedanken, dass auch wir damit gemeint sein könnten.

Immerhin gab es auch in unserer Wohngemeinschaftsküche dieses Büchlein aus dem Wagenbach Verlag, den wir eigentlich auch ganz auf der Linie des historischen Materialismus sahen: »Schlaraffenland – nimm's in die Hand« hieß es, und unter »Spaghetti« stand: »Jene sind zu bedauern, die eine Abneigung gegen Mehlspeisen haben und insbesondere Spaghetti nicht mögen.« Das muss man Kindern nicht sagen. Auf was der Verfasser uns nun endlich erwachsen Gewordene hinweisen wollte, stand ganz vorn: »Ich nehme das Kochen als Technik sehr ernst, die Teil einer Lebenstechnik ist, sich dem täglichen Elend zu widersetzen.«

Kohut hatte eine »Analysis of the Self« geschrieben, woraus seine deutschen Verleger den irreführenden Titel »Narzißmus« machten. Und wir wussten: Narzissmus und Regression hatten im solidarischen Kampf nichts zu suchen. Möglicherweise waren Kohut die persönlichen Voraussetzungen für gelebte Solidarität egal (was ich mittlerweile sehr bezweifle) – zumindest waren wir überzeugt: Jemand, der es nötig hat, sein Selbst stabil zu halten, kann schlecht auf die Bedürfnisse der Allgemeinheit achten. Dafür hatten wir ein wunderschönes Schimpfwort:

»subjektivistisch«. Und das lösten wir einige Jahre später ab durch ein anderes, das aber schon eine Spur von Anerkennung in sich trug: »hedonistisch«.

Andererseits: Hatte nicht unser verehrter Brecht in einer netten dialektischen Volte Genuss und Zielstrebigkeit zusammengebracht, als er seinen Me-ti auf die Frage eines Schülers »Wenn man immer nach Genuss strebt, wie soll man da kämpfen?« antworten lässt: »Wenn man nicht nach Genuss strebt, warum sollte man da kämpfen?« Da war sie wieder, die Regression. Aber klang »regressiv« nicht wie »reaktionär«? – Es war schön und verwirrend, in jenem Frühling im Park zu liegen und über Regressionen die Nase zu rümpfen.

Der Neue Sozialisationstyp scheint sich als sozialwissenschaftliche Kategorie nicht gut gehalten zu haben. Vielleicht, weil sie so zutreffend war und man ihn – den Sozialisationstyp – überall und immer häufiger entdecken konnte. Man sollte einige von denen, die Ziehe damals Vorbilder waren, heute einmal danach befragen, wie es ihnen gesundheitlich geht. Einfach um zu überprüfen, ob Kohut recht hatte.

Kohuts Selbstpsychologie war in der Lage zu erklären, wie Hedonismus funktioniert und warum er funktioniert. Und auch, warum es gesund sein kann, gelegentlich regressiv zu sein. Kohut war der Überzeugung, dass ganz kleinen Kindern die Welt der Objekte an und für sich ziemlich egal ist. Bedeutsam werden die Objekte, wenn mit ihnen bestimmte Erfahrungen möglich sind: wenn im Rahmen der Beziehungen zu ihnen Hunger gestillt, Aufregung beruhigt, Lust erzeugt oder anderes Wohlgefühl geschaffen wird. Das ist der für Kohut normale, für die Entwicklung notwendige Narzissmus. Dabei werden »die Wahrnehmung des Objekts, das dieses Gefühl bei mir bewirkt, und das, was das Gefühl in mir macht« zu einem Teil meines Selbst: Ein Selbstobjekt wird zu einem Introjekt, das mit anderen Introjekten nach und nach im Selbst das Ich konstituiert. Wie gesagt: Freud war einfacher.

Vielleicht geht es unserer Katze so ähnlich, wenn sie an mir vorbeigeht und mich ignoriert. Nie fühle ich mich von unserer Katze intensiver wahrgenommen, als wenn ich eine Katzenfutterdose öffne, und ich bin überzeugt, dass so etwas wie ein felines Selbst-Objekt von mir in ihrer kleinen Seele sitzt. Ich stelle mir das Selbst am liebsten wie die Andenken-Vitrine meiner Großtante Hermine vor, in die sie über Jahrzehnte Dinge legte, die sie an eine angenehme Erfahrung erinnerten. Und wenn ihre Schwester sie wieder einmal dafür tadelte, dass da immer noch dieser Apfel liege, der schon seit Jahren in einen Zustand der Ossifikation übergegangen war, bekam das Gesicht von Tante Hermine einen glücklichen Zug, und sie sagte nur: »Das kannst du nicht verstehen. Aber das macht nichts, gell?« Ich aber wusste Bescheid und brauchte nur zu fragen, ob wir uns wieder »die Erinnerungen angucken« könnten. Dann ruhte ihr Blick abwechselnd auf dem einen oder anderen Gegenstand in der Vitrine, und ich erlebte die »Apfel-Tante«, die »Gondel-aus-Venedig-Tante« oder die »Brauner-Kieselstein-mit-Punkten-Tante« – alle ein bisschen verschieden, aber alle auf eine unalltägliche Weise selbstbewusst, wenn sie die damit verbundenen Geschichten erzählten.

Es gibt nach Kohut in uns ein angeborenes System, das seelische Gesundheit konstituiert, sichert und sie immer wieder neu generiert. Zu jenem System gehören wesentlich zwei psychische Mechanismen, die diesem Zweck dienen: die »Spiegelübertragung« und die »idealisierende Übertragung«. Mit der »Spiegelübertragung« holt sich ein kleines Kind Reaktionen des Selbstobjektes, durch die es sich wertgeschätzt fühlen kann: »Schön, dass es mich gibt!« Es entsteht dadurch ein Selbstwertgefühl, das ihm die Sicherheit gibt, wesentlich zu sein und gleichzeitig wichtig genug, damit andere sich ihm zuwenden.

Durch die »idealisierende Übertragung« stellt das kleine Kind innerlich eine »Verbindung« her zwischen der Erfahrung beruhigender und beschützender Fähigkeiten bei einem Selbstobjekt und sich selbst. Die Idealisierung lässt eine Vorstellung dieser Fähigkeit im eigenen Selbst entstehen, gebunden an ein Bild des Objektes, das die gewünschte Wirkung in ihm ausgelöst hat – also wieder: eine Selbstobjekterfahrung, die das eigene Selbst bereichert. Im Selbst können auf diese Weise Ich-Fähigkeiten entstehen, mithilfe derer ein Mensch sich selbst beruhigen kann. Eine dieser Ich-Fähigkeiten ist zum Beispiel das Herausbilden von Idealen.

Die Mutter und der Vater werden idealisiert für ihre Eigenschaft, zu stillen/zu beruhigen/empathisch zu agieren. Der große Bruder wird idealisiert für seine Eigenschaft, mit seiner größeren Eloquenz und Körperkraft zu beschützen. Ein Ideal kann dann zum Beispiel das Ziel beinhalten, selbst die Fähigkeit zu besitzen, sich zu beruhigen. Natürlich setzt sich das Kleinkind dieses Ziel nicht in diesen Worten, aber es wird im Laufe seiner nächsten Jahre bestimmte Erfahrungen, die ihm Beruhigung verschaffen, diesem Ziel beiordnen, sie immer mal wiederholen und auf diese Weise Strukturen des Ichs herausbilden. Ein Ideal in diesem Sinne ist mit einer Vorstellung verbunden, die wir abrufen können, was allein schon in uns ein »gutes Gefühl« bewirkt. Formal sind Ideale somit nichts anderes als eine Regression im Dienste der Selbsterhaltung. Sie funktionieren also ähnlich wie Selbstobjekterfahrungen selbstbestärkend. Deshalb haben wir sie so gerne.

Die Befähigung zur »idealisierenden Übertragung« behalten wir natürlich ein Leben lang, und wir können sie ständig weiter nutzen. Wer war es bei Ihnen? Der Deutschlehrer, der Ihnen mit seiner Belesenheit die Türen öffnete zur Verwendung von Literatur zur inneren Bereicherung? Der Fußballspieler, der alle umdribbelte? Der Revolutionsführer, der die Macht und das Wissen hatte, alles richtig zu machen? Der Lehranalytiker, der immer noch einen Gedanken hatte, auf den Sie selbst noch nicht gekommen waren? Auch Stanley Kubrick, der in mancherlei Hinsicht selbst gut zum Idealisiert-Werden taugt, bewahrte sich diese Fähigkeit zum Idealisieren:

> »Wenn sich Albert Finney auf einen Stuhl setzt und eine Flasche Bier trinkt und, na ja, es ist einfach toll, und man denkt sich: Gott, ich wünschte, ich könnte eine Flasche Bier so austrinken. Oder wie sich Brando die Sonnenbrille auf die Stirn schiebt und sie einfach dort lässt, anstatt sie in die Tasche zu stecken.« (zit. nach Castle 2005, S. 162)

Noch einmal: Die Vertreter der Selbstpsychologie verweisen darauf, dass es für Menschen ein Leben lang nötig bleibt, neue Selbstobjekterfahrungen zu machen oder alte, bereits verinnerlichte, zu aktivieren. Nötig deshalb, weil sich unser Selbst auf diese Weise stabil, gesund und funktionsfähig erhalten lässt. Insbesondere die Probleme, die das postmoderne Subjekt kennzeichnen – zunehmende Deregulierung und dadurch bedingte Auflösung traditioneller Strukturen (Familie, Staat, Rentenversicherung) – sind beträchtliche Herausforderungen für die Kohärenz des Selbst als sinnstiftendes *persönliches* Weltmodell.

Einfacher gesagt: Es ist gesund, sich regelmäßig eine wohltuende Erfahrung zu verschaffen. Und nicht selten spielen dabei regressive Prozesse eine entscheidende psychologische Rolle. Das wusste ja bereits Me-ti. Kohut hatte also nichts Neues herausgefunden, sondern eine psychologische Erklärung dafür geliefert, warum bestimmte Menschen seelisch gesünder sind als andere. Die Technik, mit der dieses System am Laufen gehalten wird, arbeitet automatisch; wir können diese Technik aber auch gezielt einsetzen. Mit Spaghetti zum Beispiel. Spaghetti kann man wegen ihrer Objekteigenschaften mögen oder ablehnen, ihrem Nährwert also oder ihren Bestandteilen. Man kann mit ihnen aber auch Selbstobjekterfahrungen machen. Probieren Sie das mal: eine nicht zu große (oder erst recht riesengroße) Menge al dente gekochter, um eine Gabel gewickelter Spaghetti in den Mund stopfen und darauf herumkauen ... Na, woher kennen Sie diesen Zustand, den Sie jetzt erleben? Ah, aus Ihrer Kindheit. Schon damals war das dieses gleiche gute Gefühl, und jetzt ist es wieder da. Was Sie gerade getan haben, ist nichts anderes als eine Technik anwenden, mit der Sie Ihren inneren Zustand aktiv verändert haben. Für einen kurzen Moment sind Sie regrediert, und das tat gut. Spaghetti essen als Lebenstechnik gegen das tägliche Elend.

Wenn Sie jetzt meinen, dass es in Ihrem Alltag im Grunde sehr viele dieser »Technik-Anwendungen« gibt, haben Sie vermutlich recht (Sie Glückliche/r!). Unseren Möglichkeiten scheinen da kaum Grenzen gesetzt zu sein. Eben »uferlos«, wie mein Freund A. sagen würde. Der war übrigens der eine der beiden Sprechenden vor dem Weserstadion. Wie alt sich der andere gefühlt hat in jenem Moment, weiß ich noch genau: Ich fühlte mich wie 12 bei dem Gedanken an das Gesicht von Lothar Matthäus – ein schönes Gefühl, wenn der mit der größten Klappe in der Klasse gegen die Wand gelaufen ist. Ach, tat das gut! Nicht, weil ich Eilts oder Matthäus persönlich kannte. Das hätte nur gestört. Sie waren in diesem Moment Selbstobjekte. Und genau dafür hatte ich Eintritt bezahlt.

So wie Frau K.; sie hatte auch bezahlt und nicht wenig, wie sie nach einigem Zögern erzählte. »Aber das war es mir auch wert«, betonte sie, und wir hatten keinen Grund, daran zu zweifeln. Warum auch? Die Produktion von Selbstobjekterfahrungen und Idealisierungsmöglichkeiten ist ein gigantischer Markt, auf dem Qualität sofort und unmittelbar überprüft werden kann: Stellt sich bei mir eine zufrieden stellend wohltuende Erfahrung ein – oder nicht. Wenn ja, ist das Selbst bereichert und gestärkt und wird das Wort verbreiten, sozusagen, denn jeder Bericht über das, was man gemacht hat in einem abgelegenen Gebirgstal erzeugt beim Zuhörer eine Wunsch-Spannung, die es in der Folge zufrieden zu stellen gilt: »Ich glaube, ich sollte mir auch mal so was gönnen.«

Irgendwann einmal wird jemand eine Geschichte der Regression schreiben. Vermutlich wird sich herausstellen, dass die Methoden, die Menschen anwenden, um in einen regressiven Zustand zu gelangen, seit unseren behaarten biologischen Vorfahren einige Konstanten aufweisen. Kulturelle und technische Unterschiede bleiben dabei eher äußerlich; psychisch ist eine Selbstobjekterfahrung für einen Inder und einen Finnen das Gleiche. Den Schimpansen, der sich jemanden gesucht hat, der ihn laust, konnten wir noch nicht befragen.

Bei Letzterem übrigens, das hat man untersucht, werden bei der Fellpflege Endorphine und Enkephaline freigesetzt, die mit ihrer opiatähnlichen Wirkung eine Welle des Wohlbefindens auslösen. Wäre es überraschend, wenn sich einmal herausstellen sollte, dass auch die wohltuende Selbstobjekterfahrung eine solche biochemische Grundlage hat? Die kurze Euphorie nach der haptischen Wahrnehmung der ersten Gabel Spaghetti oder das leicht schwebende Körpergefühl bei der gedanklichen Reproduktion des Bildes eines geliebten Menschen sprechen dafür. Eine interessante Idee: Ich wende meine innere Achtsamkeit der Vorstellung eines idealisierten Zustands zu und spendiere mir auf diese Weise eine nette kleine Dosis Opioide.

Die Geschichte der Regression wäre eine Erzählung von soziokulturellen Entwicklungen und Unterschieden, von Zeiten und Ländern, in denen Individuen ihre seelische Gesundheit mit dem erhielten, was eben zur Hand war, und anderen Zeiten und Ländern, in denen ein gesellschaftlich produzierter Überfluss an Zeit für und Bedürfnis nach Regression Märkte entstehen ließ. Zum Beispiel gab es 1923, fünf Jahre nach dem Ende des Ersten Weltkriegs, schon wieder solch einen Markt, auf dem der »wilde Psychoanalytiker« Georg Groddeck sein »Buch vom Es« anbot und über weite Strecken nichts anderes tat, als darüber zu schreiben, wie man sich im Alltag regressive Erfahrungen verschaffen kann. Natürlich waren die Adressaten nicht die Millionen Arbeitslosen, sondern vielmehr diejenigen, die sich eventuell auch einen Aufenthalt in seinem Baden-Badener Sanatorium hätten leisten können. Ich glaube kaum, dass in den letzten Jahren vor 1945 noch viele Menschen Groddeck gelesen haben.

Philip Roth beschreibt in seinem Roman »Der menschliche Makel«, wie es auch geht: durch Idealisierung von Lifestyle-Entwürfen. Er erzählt von einer kleinen Milchfarm, auf der die Landwirte völlig unprätentiös auf »altmodische« Art Rohmilch produzieren. Nun passiert Folgendes:

> »In der örtlichen Wochenzeitung stehen immer wieder Leserbriefe von Leuten, (…) die mit ehrfurchtsvollem Unterton die Milch (dieser Farm) erwähnen: Sie ist nicht nur ein leckeres Getränk, sondern auch die Verkörperung der angenehmen (…) ländlichen Reinheit, nach der ihr stadtgeschädigter Idealismus sich sehnt. Wörter wie ›Güte‹ und ›Seele‹ tauchen in diesen Briefen regelmäßig auf, als wäre (diese Milch) nicht nur ein hervorragendes Lebensmittel, sondern auch Bestandteil eines Erlösung verheißenden religiösen Ritus. ›Wenn wir (diese Milch) trinken, werden Körper,

> Geist und Seele als Ganzes gestärkt. Verschiedene Organe unseres Körpers nehmen diese Ganzheit wahr und wissen sie auf eine Weise zu würdigen, die uns vielleicht nicht einmal bewusst ist.‹ Mit Sätzen wie diesen können sonst durchaus vernünftige Erwachsene (…) ein paar angenehme Minuten am Schreibtisch verbringen und so tun, als wären sie sieben Jahre alt.« (Roth 2002, S. 59)

Nimmt man teil an irgendeinem der Angebote der unzähligen Anbieter auf dem Therapie-/Wellness-/Esoterik-Markt – die Wahrscheinlichkeit ist sehr groß, dass man sich hinterher besser fühlt. Und ich denke, dass Kohuts Selbstpsychologie uns erklären kann, warum. Natürlich ist auch sie nur ein Konzept: ein Versuch, psychische Phänomene zu begreifen, die wir nicht unmittelbar beobachten können. Die Leistung dieses Konzepts besteht jedoch darin, dass es begreifbar macht, wie nachgerade banal-alltäglich die Prozesse zur Aufrechterhaltung psychischer Gesundheit sind. Es macht uns verständlich, *warum* es gut tun kann, den Mund voller Spaghetti zu haben, in der warmen Frühlingssonne im Park zu liegen, Marlon Brando mit der Sonnenbrille oder den Psychotherapeuten mit seinen »wissenden« Interventionen zu idealisieren: weil wir dann regressiv auf Techniken zurückgreifen, mit denen wir offenbar schon auf die Welt gekommen sind, um seelisch wachsen zu können.

Die defizitorientierte Neurosenpsychologie bezeichnet das, was im abgelegenen Gebirgstal oder im Fußballstadion erlebt wird, als »regressive Entdifferenzierung«. Üblicherweise wird dieser Begriff verwandt, um einen pathologischen Prozess zu beschreiben. Als Ihnen einmal jemand gesagt hat, Sie hätten sich bei jenem Konflikt reichlich kindisch verhalten, hat er Sie vermutlich als »regressiv entdifferenziert« erlebt. Das ist Ihnen unkontrolliert passiert. Es geht aber auch kontrolliert, sich regressiv zu entdifferenzieren. Sie tun es selbst täglich immer wieder, ohne dass Sie es so nennen würden. Und manchmal fragen Sie sich, ob Sie es oft genug tun.

In der Psychotherapie ändern sich die Paradigmen ähnlich wie in anderen Bereichen der jeweiligen Kultur im Wechselspiel mit den Veränderungen herrschender gesellschaftlicher Strukturen. War das Paradigma des geheilten Patienten bei der guten alten Tante Psychoanalyse noch der Mensch, der frei entscheiden kann, nachdem er sich in der Behandlung von seinen inneren, aber von außen mitverursachten Fixierungen hatte befreien können, so ist der geheilte Patient in der Psychotherapie unserer neoliberalen Gegenwart nicht selten der Mensch, der nie anders als autonom gewesen ist, den man in der Behandlung nur immer wieder zur Nutzung seiner Freiheit auffordern musste. Eigenverantwortlichkeit – dieses neoliberale Unwort: Eigenverantwortlichkeit im Umgang mit gesellschaftlich mitverursachtem Leiden ist angesagt in diesen Zeiten, in denen Lebensrisiken zunehmend privatisiert werden. Von denjenigen, die von der Deregulierung profitieren, darf Entschädigung durch Versorgung nicht mehr erwartet werden. Der Produktionsbereich »Versorgung« wurde ausgelagert: Selbstfürsorge is the new outsourcing. Und das heißt: »Lernen, Üben, Selbermachen«. Der Zynismus des Leitspruchs »Jeder ist seines Glückes Schmied« wird dank der Deregulation der sozialen Systeme mehr und mehr seiner menschenfreundlichen Maske entkleidet, je deutlicher wird, wie ungleich das Eisen verteilt ist, das zum Schmieden zur Verfügung steht.

Natürlich ist dieses Paradigma nicht neu. Die Geschichte der Psychotherapie spielte sich stets zwischen diesen beiden Polen ab, und das Vorherrschen der einen oder der anderen Tendenz spiegelte immer auch jeweils dominierende soziokulturelle Normen wider. Heute erhalten solche psychotherapeutische Verfahren wieder viel Beachtung, die als »ressourcenorientiert« gelten. Die Dialektisch-behaviorale Therapie (DBT) zum Beispiel wurde ursprünglich entwickelt als Behandlungsform für Borderline-Persönlichkeitsstörungen und ist in diesem Bereich außerordentlich hilfreich. Sie hat das neue Paradigma des autonomen Patienten auf eine sehr konsequente Weise operationalisiert. »Es ist völlig in Ordnung, wenn du dich in deiner Therapie nicht aktiv verändern willst; du weißt am besten, welche Entscheidung gut für dich ist, und du allein musst mit ihren Konsequenzen leben« – so lässt sich eine der therapeutischen Grundhaltungen dieses Verfahrens formulieren. Und eine andere lautet: »Borderline-Patientinnen haben ihre Probleme in der Regel nicht alle selbst verursacht, sie müssen sie aber selbst lösen.« Und: Sie »müssen sich stärker anstrengen, härter arbeiten und stärker motiviert sein, um sich zu verändern; dies ist ungerecht« (!) (Bohus 2002, S. 19).

Elemente dieser Methode werden mehr und mehr auch in Behandlungen anderer psychotherapeutisch behandelbarer Störungen angewandt. Sie ersetzen dabei Vorgehensweisen einer auf die Versorgung mit (therapeutischer) Beziehung ausgerichteten Therapeutik und erleichtern es dem Psychotherapeuten, sich abzugrenzen gegen Versorgungserwartungen des Patienten. Diesem wird gesagt, dass er zunächst einmal schauen soll, ob er seine Hausaufgaben schon gemacht hat, bevor er Hilfe fordert. Der Unterstützungswunsch wird mit der Aufforderung beantwortet, erst die vermuteten eigenen Ressourcen zu mobilisieren. Wenn es dann immer noch nicht klappt, würde man neu überlegen können. Bei der Inanspruchnahme von Leistungen sozialer Sicherungssysteme kennt man das mittlerweile – das »System Psychotherapie« ist somit ganz zeitgemäß.

Es ist nicht verwerflich, solcherart Psychotherapie anzubieten. Aber es schadet auch nichts, sich umzuschauen, um zu sehen, auf wessen Hochzeit man tanzt. Die in der Psychotherapie der 60er- und 70er-Jahre praktizierte Tugend vieler Therapeuten, sich selbst nach seiner gesellschaftlichen Funktion zu befragen, könnte wieder bedeutsam werden. So plädiert Heiner Keupp dafür, »soziale Achtsamkeit und Reflexivität in die psychotherapeutischen Diskurse zurückzuholen und darin gesellschaftliche Verantwortung zu übernehmen« (Keupp 2005, S. 141).

Damals, als wir die Köpfe schüttelten über die Vorstellung, Selbstobjekterfahrungen seien etwas, das uns vielleicht gut tun könnte und für deren »Herstellung« wir selbst die Ressourcen bereits besaßen, kannte jeder in unserer Arbeitsgruppe mindestens eine/n, der/die viel Geld gezahlt hatte, um in Poona oder einem näher gelegenen Ashram Erfahrungen zu machen, die in den Zustand des Gefühls »Ich bin ganz« mündeten. Andere versuchten, das gleiche Ergebnis zu erreichen, indem sie sich auf psychoanalytische Couchen legten, wofür in der Regel gesellschaftlich organisierte Versorger zahlten.

Und damals war auch die Zeit, in der die Entscheidung, Psychotherapeut zu werden, für manche eng verknüpft war mit der Vorstellung, »aus der Krankheit eine Waffe« zu machen. Für Deutschland war vorgesehen, dass – wie in den ausgebeuteten Ländern jenseits der Meere – auch wir unsere krank machende Entfremdung spätestens dann bekämpfen würden, wenn der Leidensdruck groß genug wäre. Dann würden progressive Psychiater und Psychotherapeuten als Befreiungshelfer für unsere »innere Dritte Welt« zur Stelle sein. Man formulierte das unter der Überschrift »Die Funktion des Arztes als Sachwalter des Kapitals und deren Aufhebung« so:

> »Das Bedürfnis nach ›Freizeit‹, ›Privatleben‹ ist zu begreifen als institutionalisierte und kanalisierte Reaktion auf die krank machenden Bedingungen zum Beispiel des Arbeitsplatzes, die ›Befriedigung‹ dieses Bedürfnisses als Korrumpierung des Befreiungsbedürfnisses durch die Angebote von ›Freiheit‹ der Freizeit- und Hobby-Industrie auf Fußballplätzen, vor den Fernsehschirmen, in den Bastelecken, Kleintierställen und auf Mallorca.« (SPK 1972, S. 70)

Eine schöne Vorstellung – eine Ideologie, die man idealisieren konnte. Unethisch – keine Frage; aber nicht alles, was wir idealisieren, weil das Idealisieren gut tut, ist ethisch korrekt. All das, was das Leiden an seiner Entfaltung hindern könnte, war wie das berühmte Opium für das Volk. (Karl Marx konnte nicht ahnen, dass er gar nicht so falsch lag, denn er wusste noch nichts von Endorphinen.) Das Ganze hieß damals übrigens »Verelendungstheorie« und hätte heutzutage schlicht zu wenig Charme, um noch idealisiert zu werden.

Heute dagegen wird es im psychiatrisch-psychotherapeutischen Diskurs immer populärer, dem Patienten »Radikale Akzeptanz« zu empfehlen:

> »Das heißt, der Betroffene arbeitet daran, sowohl die Ausweglosigkeit der Problemlage zu akzeptieren als auch seine emotionale Reaktion darauf. (...) Die Folge ist eine Linderung der Not, des Leidens und Entsetzens. Denn Leiden entsteht immer dann, wenn ein wie auch immer gearteter – auch emotionaler – Schmerz nicht akzeptiert wird. Radikale Akzeptanz ist damit die Fähigkeit, sich selbst und seine Umgebung wahrzunehmen, ohne zu erwarten, dass die Person selbst oder die Umgebung anders sein sollten – entsprechend dem Konzept des Zen: ›Alles ist, wie es sein sollte.‹« (Stiglmayr et al. 2006, S. 283)

Man soll diesem Konzept kein Unrecht tun – es wurde entwickelt zur Stärkung des Selbstmanagements schwer Persönlichkeitsgestörter und ist dort Gold wert. Aber man muss auch wahrnehmen, dass es mittlerweile als völlig störungsunspezifischer Behandlungsansatz verbreitet wird. In Zeiten zunehmender sozioökonomischer Verelendung und Marginalisierung hat *dieses* Konzept offensichtlich viel Charme.

Auf wessen Hochzeit also will ein Psychotherapeut tanzen? Psychotherapeuten kamen letztlich noch nie um die Feststellung herum, dass es – um im Bild zu bleiben – eine Dreier-Hochzeit ist. Sie üben Funktionen aus sowohl für den Patienten mit seinem Versorgungswunsch als auch für die jeweilig vorherrschenden gesellschaftlichen Kräfte mit ihren Bedürfnissen nach Ruhe und Sicherheit in Zeiten wachsender sozialer Spannungen; und: Sie müssen zusehen, dass sie selbst ganz bleiben. Da ist es eine legitime Entscheidung, nicht die Fürsorge-Erwartungen des Patienten zu erfüllen, sondern ihn darin zu unterrichten, wie er Selbstfürsorge betreiben kann. Die Vorstellung dabei kann sein, dass auf diese Weise Patienten mit einem stabilen Selbst zunehmend eigenständig ihre an ihre Umwelt gerichteten Interessen erkennen und durchsetzen könnten. Mit Versorgungsansprüchen des Patienten müsste sich seine Umwelt dann vielleicht doch noch auseinandersetzen – sie würden als Ergebnis eines stabilen Selbst aber möglicherweise kompetenter vorgebracht werden. Das Paradigma der »Heilung« wäre in diesem Fall das eines Menschen, den man versorgt hat mit Wissen über seine Fähigkeiten, das ihm bisher gefehlt hatte, und der Anleitung zur Anwendung dieses Wissens erhalten hat – so lange, bis er damit selbstständig handeln kann. Die Entscheidung, in die eigene psychotherapeutische Praxis Methoden aufzunehmen, mit denen eine beständige Aufforderung an den Patienten verknüpft ist, selbst zu handeln, muss also nicht zwangsläufig bedeuten, auf diese Weise Fürsorgeansprüche zurückzuweisen, die nach herrschender Meinung selbst erfüllt werden müssen.

Es gibt noch ein anderes wichtiges Argument für ein derartiges ressourcenorientiertes Vorgehen. In Verlaufsuntersuchungen stationärer psychotherapeutischer Behandlungen mit Instrumenten der Selbstbeschreibung (Stationserfahrungsbogen SEB nach Sammet und Schauenburg sowie der SCL-90) bei Depressiven hat sich nur ein Faktor gefunden, der zuverlässig positiv korreliert mit einer Symptombesserung: die Selbstwirksamkeit (self efficacy). Dabei war es völlig gleichgültig, mit welcher Art von Behandlung diese Selbstwirksamkeit erreicht worden war – ob durch Psychoanalyse, Verhaltenstherapie, Medikamente oder anderes (Schauenburg, pers. Mitteilung). Unter Selbstwirksamkeit versteht man eine innere Überzeugung, über Handlungsmöglichkeiten zu verfügen, mithilfe derer man in der Lage ist, sich einer Situation zufrieden stellend anzupassen oder einen verändernden Einfluss auf sie zu nehmen. Diese Überzeugung wird im Laufe des Lebens zu einer wesentlichen, das Selbst stabil erhaltenden Größe. Wie alle Dimensionen des Selbst ist auch sie veränderlich und kann instabil werden.

Man kann davon ausgehen, dass jede »hilfreiche Beziehung« Selbstobjekterfahrungen vermittelt. Das gilt natürlich auch in der Psychotherapie – und dazu muss es nicht einmal eine analytische Behandlung nach Kohut sein. Wir können unsere Patienten aber darüber hinaus auch zu »selbstpsychologischer Eigenbehandlung« anleiten. Das wird vielfach bereits gemacht: Manche Kliniken bieten »Genussgruppen« an, und das ganze Spektrum körperorientierter und kreativer Behandlungsangebote eröffnet Möglichkeiten, regressive Erfahrungen zu machen, die man selbst mit bescheidenem Aufwand aktiv wiederholen kann. Wichtig ist jedoch, deutlich zu machen, dass es hierbei nicht um Erfahrungen geht, die man so nur unter Anleitung in einem klinischen Rahmen machen kann, sondern dass sie »alltagstauglich« sind. Es könnte hilfreich sein,

- Patienten aufmerksam zu machen auf die besondere Wirkung vieler ihrer alltäglichen Handlungen und Erfahrungen (Förderung der Achtsamkeit);
- ein Bewusstsein dafür zu schaffen, dass die Fähigkeit, Selbstobjekterfahrungen herzustellen, bereits vorhanden ist;
- sie darin anzuleiten, wie diese Fähigkeit in den Alltag eingebaut werden kann.

Dies sollte auf eine Weise geschehen, welche die Schwelle nicht zu hoch ansetzt. Anregungen zur kontrollierten regressiven Entdifferenzierung im Sinne der Selbst-Stärkung als integraler Bestandteil eines Behandlungsplans sind sinnvoll. Wir können aber nicht davon ausgehen, dass die Bereitschaft bei Patienten groß ist, über die Auseinandersetzung mit theoretischen Konzepten einen Zugang zu suchen zur Praxis der Selbst-Stabilisierung – es sei denn, wir würden es darauf anlegen, eine Ideologie anzubieten, die man Selbst-stärkend idealisieren kann. Natürlich wäre das für manche ein geeigneter Einstieg, wie die bereits erwähnte breite Nutzung anthropologischer Konzepte – ob esoterischer oder konventioneller Art – zur Selbst-Stabilisierung zeigt. Aber für die Mehrzahl unserer Patienten läge darin eine Überforderung, denn gesellschaftliche Ungleichheit korreliert nicht nur in hohem Maße mit psychischem Leid, sondern auch mit unterschiedlichen Chancen beim Zugang zu den riesigen Märkten der Selbst-Stabilisierung. Die Gründe hierfür sind sowohl finanzieller als auch soziokultureller Art.

Die Akzeptanz von Regression innerhalb psychotherapeutischer Theorien und Methoden ist insofern ein schwieriges Kapitel, als diese stets auch Theorien von und Methoden der Kontrolle sind. Sowohl Therapeuten als auch Patienten haben in der Regel als Arbeitsziel eine Verbesserung der Kontrolle über innere Vorgänge im Sinne von Souveränität – im Sinne einer besseren Selbst-Disziplin oder, im Gegenteil, einer Rückbildung innerer Begrenzungen. Kontrolle ist jedoch eine Leistung des reifen Ich, regressive Prozesse führen per Definition in weniger reife Ich-Bereiche. Kann eine Regression als »im Dienste des Ich« identifiziert werden, wird Gnade erteilt bzw. ist sie sogar therapeutisch erwünscht. Diese Grundhaltungen machen es Psychotherapeuten nicht leicht, ihren Patienten regressive Prozesse bewertungsfrei anzubieten. Dies wird daher häufig externalisiert: in die so genannten »dritten Räume« verlagert, die flankierenden Therapien wie Gestaltungs- oder Körpertherapie, um die »eigentliche« psychotherapeutische Arbeit nicht zu stören. Die ist – und das würde auch kein Verhaltenstherapeut mehr behaupten – natürlich gar nicht freizuhalten von regressiven Prozessen, die durch die bloße therapeutische Beziehung ausgelöst werden. Psychotherapien jedoch, bei denen regressionsfördernde Interventionen unmittelbar zur Methode gehören, werden nicht selten gerade deshalb naserümpfend betrachtet (und nicht in erster Linie infrage gestellt wegen Unzulänglichkeiten im theoretischen und methodischen Konzept).

Der Therapeut, der in der Lage ist, einem Patienten zu vermitteln, dass er versteht, warum er bestimmte Beschwerden hat, und der ihm überzeugend sagen kann, was anderen (oder ihm selbst) dagegen geholfen hat, erfüllt die Kriterien sowohl für ein empathisch-spiegelndes als auch für ein idealisierbares Objekt. Für den Therapeuten wäre es wichtig, sich über seine Funktion in solch einem Behandlungskontext im Klaren zu sein. Er bietet sich an als Objekt für eine idealisierende Übertragung, und er wird als solches gesucht – ob er will oder nicht. Die Produkte seiner Arbeit sind eine Selbstobjekterfahrung und das daraus folgende Introjekt beim Patienten. Auch der Therapeut produziert bei dieser Arbeit für sich selbst immer wieder Selbstobjekterfahrungen: Der »Glanz im Auge« seiner Patienten gibt ihm das Gefühl »Schön, dass es mich gibt«. Über die Auswirkungen der jeweiligen Persönlichkeitsstruktur von Therapeuten auf ihre Arbeit gibt es einiges an Literatur. Aber nicht nur für einen »primär narzisstisch strukturierten« Therapeuten gilt der selbstpsychologische Grundsatz, dass wir ein Leben lang Selbstobjekterfahrungen zur Stabilisierung unseres Selbst benötigen und sie gerne mitnehmen, wenn sie uns angeboten werden.

Die idealisierende Übertragung auf den Therapeuten ist notwendige Voraussetzung für seine Wirksamkeit; sie ist gleichzeitig eine Gefahr, denn in ihrem psychologischen Kern macht die idealisierende Übertragung keine Unterscheidung hinsichtlich der Moral des Idealisierten. Es wäre ein Gebot der Fairness für den Therapeuten, der Techniken für ein besseres Selbstmanagement anbietet, auf diesen Umstand hinzuweisen und es *ausdrücklich* den Patienten anheimzustellen, seine Anregungen ethisch zu bewerten. Und er würde dadurch – sich selbst und seinen Patienten gegenüber – anerkennen, dass das, was dort im gar nicht so abgelegenen Gebirgstal einer alltäglichen Psychotherapie geschieht, gesellschaftlich sehr relevant ist.

Literatur

Bohus M (2002). Borderline-Störung. Göttingen: Hogrefe.

Castle A (Hrsg) (2005). Stanley Kubrick Archives. Köln: Taschen.

Keupp H (2005). Die ambivalente gesellschaftliche Funktion von Psychotherapie. Psychotherapie im Dialog; 6: 141–4.

Kohut H (1976). Narzißmus. Frankfurt/M.: Suhrkamp.

Roth P (2002). Der menschliche Makel. München: Hanser.

SPK (1972). Aus der Krankheit eine Waffe machen. Eine Agitationsschrift des Sozialistischen Patientenkollektivs an der Universität Heidelberg. Mit einem Vorwort von Jean-Paul Sartre. München: Trikont.

Stiglmayr CE, Lammers C-H, Bohus M (2006). Achtsamkeit und Akzeptanz in der Dialektisch-Behavioralen Therapie der Borderline-Persönlichkeitsstörung. Psychotherapie im Dialog; 7: 280–5.

Ziehe T (1975). Pubertät und Narzißmus. Sind Jugendliche entpolitisiert? Köln: EVA.

3.2 Patienten-Unterricht zur Selbst-Stärkung

Willy Herbold

Ich stelle im Folgenden einen Patienten-Unterricht zur Selbst-Stärkung vor, den wir als einen Baustein in einer multiprofessionellen stationären Psychotherapie anbieten. Er kann in mehrere Sitzungen unterteilt werden und besteht aus der Vermittlung von selbstpsychologischem Wissen sowie aus Übungsanleitungen. Wir ergänzen diese Inhalte an geeigneten Stellen um Themen aus dem Patienten-Unterricht zum Umgang mit dem Inneren Kind von Sachsse (jedoch ohne diesen Begriff zu verwenden; s. Kap. 2.2). Insbesondere sind dies die Abschnitte über folgende Themen:

- die bei verschiedenen biografischen Schicksalen jeweils unterschiedliche Ausstattung mit Introjekten positiver Selbstobjekterfahrungen bzw. Belastung durch destruktive Intrusionen
- das episodische und prozedurale Gedächtnis und die Bedeutung von Üben und Wiederholen
- die Notwendigkeit einer eigenen Entscheidung zur Selbstfürsorglichkeit

Unterrichtseinheit I

Das Selbst als psychischer »Ort« und Funktion; Selbstobjekterfahrungen und die Herausbildung von Introjekten; Introjekte positiver Selbstobjekterfahrungen als Ressource für Selbst-stärkende Vorstellungen und als Handlungsantrieb.

- Es wird eine Beschreibung des Selbst mithilfe einer Metapher gegeben.
- Es wird ein Beispiel für die Entstehung einer (erwachsenen) Selbstobjekterfahrung angeboten.
- Das Selbst entwickelt sich aus den unzähligen »Erfahrungsspuren«, der Selbstobjekterfahrungen.
- Im Selbst entsteht unsere Vorstellung von uns selbst und von der Welt der Objekte aufgrund positiver und negativer Selbstobjekterfahrungen.
- Es muss auch positive Selbstobjekterfahrungen gegeben haben, sonst hätte man nicht überlebt.

In dieser Gruppe geht es darum, zu verstehen, wie wir Menschen es schaffen, uns in angenehme innere Zustände zu versetzen, indem wir etwas Bestimmtes tun oder uns etwas Bestimmtes vorstellen. Und zu verstehen, wie dadurch der Teil unserer Persönlichkeit gestärkt wird, den die Psychotherapeuten oft als »das Selbst«

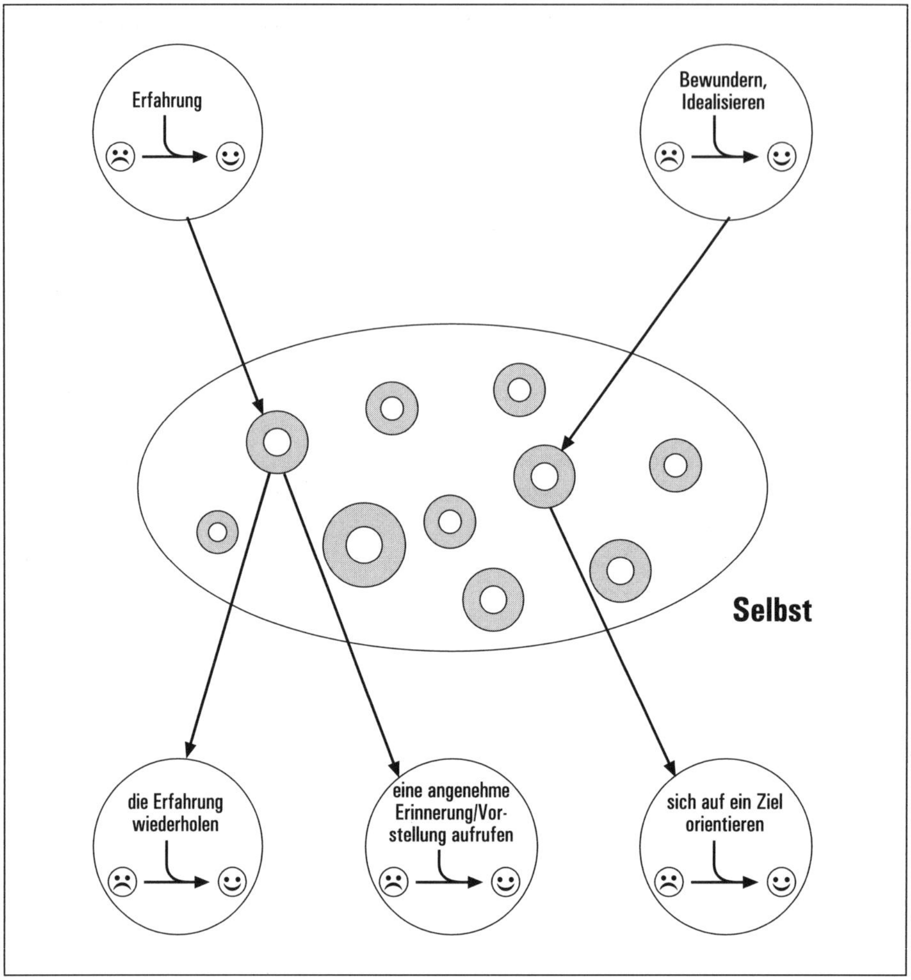

Abb. 3-1 Entstehung und Nutzung von Ressourcen im Selbst

bezeichnen und den sie als so etwas wie den Kern unserer Seele ansehen – ganz egal, welcher psychologischen Schule oder Therapierichtung sie angehören.

Dieses Selbst kann man sich als etwas vorstellen, das jedes neugeborene Wesen mit auf die Welt bringt wie einen leeren Raum. Der Raum füllt sich nach und nach mit Spuren von Erfahrungen, die der erst kleine, dann größere Mensch mit der Welt der Dinge und der Welt der Personen macht. Diese Erfahrungsspuren sind etwas anderes als Erinnerungen. Es sind eher »Gebilde« – ein besseres Wort fällt mir dafür nicht ein –, die aus der Erinnerung an die Situation bestehen, die wir erlebt haben, verbunden mit der gefühlten Veränderung in uns, die ihrerseits eine Erfahrung bewirkt hat, die wir in dieser Situation gemacht haben.

Ein Beispiel: Ich bin einmal an einem bitterkalten, stürmischen Spätherbsttag – Regen und Hagel, Wind und beginnende Dunkelheit hatten mich durchgefroren und unzufrieden gemacht – zu Freunden in ein Haus gekommen, in dem ein Kaminfeuer für angenehm trockene Wärme und zusammen mit einer Stehlampe für ein warmes Licht sorgte; ich fühlte mich erleichtert, und sehr schnell stellte sich eine wohltuende Entspannung ein, als ich mit den Freunden plaudernd am Küchentisch saß. Es war so, als hätten dieser Raum, die Freunde, das Licht und das Kaminfeuer genau gewusst, was ich brauchte. All dies zusammen – die Kälte und Dunkelheit, die mir unangenehm waren; der Kamin, die Lampe, das milde Licht, die Freunde und die Wärme, die mir wohl taten; plus die Veränderung, die in mir vorgegangen war –, all dies zusammen also wurde zu einer Erfahrungsspur.

Unser »Raum«, den wir »das Selbst« nennen, der den Kern unserer Persönlichkeit bilden wird und der ganz zu Beginn des Lebens vermutlich einigermaßen leer ist, nimmt solche Erfahrungsspuren auf und entwickelt auf diese Weise nach und nach eine Vorstellung davon, wie die Welt der Dinge und Personen ist, sowie eine Vorstellung davon, was man selbst mit dieser Welt für Erfahrungen machen kann. Angenehme und unangenehme. Das weiß das Neugeborene ja noch nicht – woher auch –, und es kann die Welt ja noch lange nicht mit Worten und Zahlen erklärt bekommen. Also braucht es eine Fähigkeit, selbst Material zu sammeln und zusammenzufügen zu – ja wirklich: einem »Weltbild«. Sein Material dazu sind die beschriebenen Erfahrungsspuren. Und der Ort in seiner – unserer – Psyche, an dem dies geschieht, ist das Selbst. Natürlich wächst dieser Raum mit der Anzahl der gemachten Erfahrungen. All diese Erfahrungen stellen eine Spur im Selbst her – je mehr und je unterschiedlichere Erfahrungen der Mensch macht, desto reicher wird das Selbst. Und desto vielfältiger können die Vorstellungen werden, die wir uns von der Welt und bald auch von uns selbst machen (vgl. Abb. 3-1).

Die Vorstellungen, die wir uns von uns selbst machen – das wissen Sie aus eigener Erfahrung –, haben natürlich sehr viel damit zu tun, welche Erfahrungen wir mit der Welt der Menschen gemacht haben. Menschen, die immer wieder die Erfahrung gemacht haben, dass zwischenmenschliche Situationen dazu führten, dass sie sich danach schlechter als vorher fühlten, entwickeln in ihrem Selbst andere Vorstellungen von sich als jene Menschen, bei denen zwischenmenschliche Situationen meist zu der Erfahrung führten, sich danach wohler zu fühlen. Aber keine und keiner von Ihnen säße heute hier, wenn es in Ihrem Leben nicht auch Erfahrungen gegeben hätte, die aufbauend für Ihr Selbst gewesen wären. Ganz ohne diese Erfahrungen wäre ein Mensch psychisch nicht entwicklungsfähig – vermutlich könnte er sogar nicht mal überleben. Es muss also bei Ihnen allen solche Selbst-stärkenden Erfahrungsspuren geben.

Eine Liste von Introjekten positiver Selbstobjekterfahrungen (»Erfahrungsspuren«) wird erstellt.

Aber ich bin sicher, dass es vielen von Ihnen schwer fallen würde, mir eine zu nennen, wenn ich Sie jetzt unvorbereitet fragen würde. Oder?

Das ist völlig in Ordnung, denn normalerweise machen wir uns ja keine Gedanken um so etwas. Nur manchmal – und das kennen Sie sicher – kriegen Sie so eine Idee wie »Jetzt gönne ich mir mal was Gutes«. Fällt Ihnen dazu etwas ein? Sammeln wir einmal: (...)

Woher wussten Sie vorher, dass Ihnen das ... gut tun würde? Richtig: weil Sie es schon öfter gemacht haben. Und weil Sie wussten, was dann in Ihnen geschieht: dass sich Ihr innerer Zustand von »weniger angenehm« in »angenehm« verändert und Sie sich danach – zumindest vorübergehend – besser fühlen.

Der aus dem Introjekt abgeleitete Handlungsantrieb führt zur Ausübung eines »Skills«. Dadurch kann ein innerer Zustand in einen anderen inneren Zustand verändert werden. Der Wechsel zwischen verschiedenen inneren Zuständen ist etwas Alltägliches. Der Wechsel zu einem Zustand, der durch Introjekte früherer Erfahrungen determiniert ist, ist eine Regression.

- Erläuterung des Skills-Begriffs
- Beispiele dafür, dass es normal ist, zwischen verschiedenen inneren Zuständen zu wechseln
- Erläuterung des Begriffs »Regression«
- Beispiel für eine (positive) Regression

Wir sprechen hier auf der Station häufig von so genannten »Skills«. Dieses englische Wort bedeutet so viel wie »handwerkliche Fertigkeiten«. Übertragen auf den Bereich des Seelischen, könnte man sagen: Was Sie getan haben, als Sie ..., war nichts anderes, als einen Skill anzuwenden, den Sie bereits besaßen: Sie wussten, dass es Ihnen etwas besser als vorher gehen würde, wenn Sie es getan haben werden. Es geht in dieser Gruppe also darum, Skills kennen zu lernen und zu üben, die Ihnen dabei helfen, aus eigener Entscheidung aus einem unangenehmen inneren Zustand in einen angenehmeren zu kommen.

Das ist übrigens etwas ganz Wichtiges: Für uns Menschen ist es völlig normal und natürlich, im Laufe des Tages recht unterschiedliche innere Zustände zu erleben. Meist geschieht der Wechsel zwischen verschiedenen inneren Zuständen, ohne dass uns das groß auffällt – häufig fällt es anderen eher an uns auf als uns selbst. Und – auch wichtig –: Es ist genauso gut möglich, von einem inneren Zustand in einen anderen zu wechseln, indem ich ganz bewusst etwas Bestimmtes tue. Zum Beispiel, indem ich mich bewusst entscheide, tanzen zu gehen. Da bin ich dann in einem anderen inneren Zustand: Wenn ich mich sonst im Alltag eher kontrolliert und geordnet bewege, macht es mir jetzt vielleicht Spaß, mit Armen und Beinen zu schlenkern und mich vom Rhythmus der Musik führen zu lassen. Am nächsten Morgen, bei Dienstantritt, bin ich dann wieder in dem anderen, kontrollierten inneren Zustand. Und das ist ja etwas, das jeder kennt: Im Urlaub, in der Freizeit tun wir immer wieder gern Dinge, die wir im beruflichen Alltag nicht tun, von denen wir aber wissen, dass es uns in einen angenehmen inneren Zustand versetzt, wenn wir sie tun.

Den Zustand, in dem wir uns dann befinden, nennt man »Regression«. »Re-« bedeutet »zurück«. *Regredi* ist Latein und bedeutet »zurückgehen«. Wenn wir in einem Zustand der Regression sind, sind wir also gerade zurückgegangen. Natürlich haben wir nicht wirklich die Zeit zurückgedreht; sondern wir sind zu einer Erfahrungsspur in unserem Selbst zurückgekehrt, die dort von einer Erfahrung hinterlassen wurde, die wir früher einmal gemacht haben. Wir gehen zurück zu der Erfahrungsspur und können uns jetzt als Erwachsene so verhalten, dass wir eine ähnliche Erfahrung noch einmal machen.

Ein Beispiel gefällig? Spaghetti. Setzen Sie einem Kind einen Teller voll Spaghetti vor, nicht zu heiß, nicht zu kalt, genug gesalzen, vielleicht mit Butter drüber oder Soße. Das Kind mag vorher hungrig, unzufrieden oder grummelig gewesen sein – mit dem ersten Mundvoll Spaghetti geht unter Garantie eine innere Veränderung mit ihm vor, irgendwie in Richtung »zufrieden und ruhig«. Sie erinnern sich, was ich über das Entstehen von Erfahrungsspuren im Selbst sagte? Hier haben wir wieder ein Beispiel dafür. Es kann also sein, dass Sie in Ihrem Selbst auf der Suche nach etwas, was Sie sich Gutes tun könnten, auf diese Erfahrungsspur stoßen. Dann entsteht der Gedanke: »Wenn ich jetzt Nudeln essen würde, ginge es mir erst mal besser.« Gedacht, getan und siehe da: Sie fühlen sich tatsächlich wohler.

Sie erinnern sich daran, was ich über die verschiedenen inneren Zustände gesagt habe? Schauen wir uns noch einmal die Liste an, die wir eben erstellt haben. Fallen Ihnen noch mehr angenehme »regressive« Zustände ein?

> Die Liste (angenehmer) regressiver Zustände wird erweitert und nach Sinneskanälen geordnet.

Ich habe die einzelnen Einfälle in unserer Liste mit verschiedenen Farben gekennzeichnet. Fällt Ihnen dabei etwas auf? – Richtig: Die mit grün markierten Einfälle haben etwas mit dem Riechen zu tun, die blauen mit dem Schmecken, die roten etwas mit Achtsamkeit, die braunen mit Bewegung (usw.). Es gibt verschiedene Sinneskanäle, über die uns Erfahrungen erreichen können, und verschiedene Menschen sind verschieden gut über diese Sinneskanäle erreichbar. Ich möchte Sie bitten, in den nächsten Tagen einmal darauf zu achten, über welche Sinneskanäle Sie selbst sich am leichtesten in einen angenehmen Zustand versetzen können.

Ich möchte unsere heutige Unterrichtseinheit damit beenden und Ihnen eine Hausaufgabe aufgeben: Bitte notieren Sie jeden Abend eine Situation des Tages, in der sie sich in einem angenehmen Zustand der Regression befunden haben. Wenn möglich, führen Sie mindestens einmal am Tag eine solche Situation herbei, wenn Sie sich nicht spontan einstellt (s. Arbeitsblatt 3-1).

Arbeitsblatt 3-1

	Was habe ich heute getan, um einen angenehmen inneren Zustand in mir zu bewirken?
Montag	
Dienstag	
Mittwoch	
Donnerstag	
Freitag	
Samstag	
Sonntag	

Unterrichtseinheit II

Die Entwicklung des Selbst ist ein lebenslanger Prozess mit Episoden wechselnder Stabilität. Das Selbst verfügt über »automatische« Stabilisierungsmöglichkeiten. Diese können als dissoziative Prozesse ablaufen. Stabilisierungsimpulse des Selbst können zu intrapersonalen und interpersonalen Konflikten führen, durch die eine ausreichende Selbst-Stabilisierung erschwert wird. Durch kontrollierte Anwendung von Selbst-stärkenden Handlungen kann Selbst-Stabilität aktiv erreicht werden.

- Das Selbst wird anhand von Metaphern und Beispielen beschrieben als etwas, das sich lebenslang entwickelt und dabei auch destabilisierenden Einflüssen ausgesetzt ist.
- Die Möglichkeit des Selbst, sich selbst mit Mitteln der Dissoziation zu stabilisieren, wird an einem Beispiel erläutert.
- Neben interpersonalen Konflikten entstehen durch Stabilisierungsimpulse des Selbst auch intrapersonale Konflikte mit Teilbereichen des Ich (z. B. der Konfliktabwehr) bzw. mit dem Über-Ich; das Gleiche kann auch gelten für die Fälle, in denen Selbst-stärkende Handlungen willkürlich und aktiv geplant oder vollzogen werden; die Auswirkungen dieses psychischen Konfliktgeschehens werden an Beispielen verdeutlicht.
- Die Anregung, Rituale zur Selbst-Stärkung in den Tagesablauf einzuplanen, wird wieder aufgegriffen, um durch eine Ritualisierung solcher Handlungen die Konfliktspannung zwischen verschiedenen Ich-Anteilen bzw. zwischen Ich und Über-Ich zu verringern.

Einige von Ihnen haben in der zurückliegenden Woche mithilfe der Hausaufgaben offenbar feststellen können, dass es gar keines großen Aufwands bedarf, sich immer mal wieder in einen angenehmen – wie wir das nennen: »regressiven« – Zustand zu versetzen. Sie werden gemerkt haben, dass bei vielen Dingen, die wir Erwachsene tun, bei denen es uns gut geht, etwas Regressives eine Rolle spielt. Das macht sehr viel Sinn. Weil nämlich das Selbst, also dieser Kern unserer Persönlichkeit, nicht einfach irgendwann mit 15 oder 18 oder 25 Jahren fertig ausgebaut ist. Dann könnte er ja vielleicht wie ein innerer Motor sein, der einfach läuft und läuft und läuft. Also so, wie in dem Kindervers: »Jetzt bin ich 6 und bin klug wie ein König./Ich glaub, ich bleib 6 – für immer und ewig.« Es ist aber anders. Unser Selbst, dieser Raum, wächst; er unterteilt sich, bekommt Bereiche, die einfach zugänglich sind, und solche, die eher verborgen sind. Ständig werden neue Erfahrungen mit schon vorhandenen Erfahrungsspuren abgeglichen, Spuren unterschiedlicher Erfahrungen zusammengefügt zu immer vielschichtigeren Vorstellungen von der Welt und von uns selbst. Dazu gehören natürlich auch die unangenehmen, die beunruhigenden Erfahrungen. Auch sie wirken auf unser Selbst, und sie können es immer wieder gefährlich ins Wanken bringen. Tragische

Ereignisse, für die wir noch keinen Weg kennen, um mit ihnen umzugehen, gehören dazu. Aber auch nicht enden wollende alltägliche Sorgen oder Überforderung. Sie sind eine Bedrohung für das Selbst. Sie alle kennen das Gefühl der Selbstunsicherheit, vielleicht auch das Gefühl, den Boden unter den Füßen zu verlieren. So etwas ist damit gemeint. Manche erleben es dauernd, andere nur in Verbindung mit bestimmten Situationen.

Das Selbst hat nun so etwas wie ein eigenes Stabilisierungs- und Reparatur-Programm, das laufen kann, wenn wir es zulassen. Sie haben richtig gehört: »wenn wir es zulassen«. Es kann uns auf Spuren angenehmer Erfahrungen zurückführen und uns dazu veranlassen, etwas zu tun, das vielleicht dazu führt, sich – ähnlich wie damals – besser zu fühlen. Zum Beispiel: uns Spaghetti kochen.

Das Besondere an diesem Stabilisierungs- und Reparatur-System ist aber, dass es auch über Fantasien und Vorstellungen funktioniert. In einer furchtbar wichtigen schriftlichen Prüfung, in der ich sehr unter Zeitdruck stand, fiel mir einmal auf, dass ich offenbar schon einige Minuten lang mit den Gedanken am Strand einer Insel war, wo ich meinen letzten Urlaub verbracht hatte. Mein Zustand war tatsächlich etwas entspannter als noch zehn Minuten zuvor – leider sorgte der Schreck über meine Träumerei schnell wieder für ein sehr unangenehmes Selbst-Gefühl. Das Beispiel zeigt aber, dass eine Vorstellung, die wir mit einer angenehmen Erfahrung verbinden, das Selbst-Gefühl verbessern kann. Natürlich erzähle ich Ihnen da nichts Neues, denn Sie kennen alle die Veränderung, die in Ihnen vorgeht, wenn Sie an eine angenehme Erfahrung denken: Sie fühlen sich leichter, Ihre Gesichtsmuskulatur entspannt sich, und oft merken Sie, dass Sie sich danach sicherer fühlen in Ihrer momentanen Situation. Ihr Selbst konnte sich stabilisieren.

Wie das Beispiel gezeigt hat, kann es das spontan. Wenn man es lässt. Das konnte ich leider in der Situation nicht. Es wäre sicher noch eine etwas längere Regression nötig gewesen, um mein Selbst richtig zu stabilisieren. Aber das geht eben nicht in jeder Situation. Wenn ich in einer Prüfung bin, brauche ich – wie man dann sagt – »meine erwachsenen Seiten«. Wenn Sie eine Arbeit verrichten, Ihre Aufgaben als Krankenschwester oder Mechaniker erfüllen, brauchen Sie die auch. Wenn Sie Ihren Kindern bei den Hausaufgaben helfen, brauchen Sie die genauso, wie wenn Sie in einem Fahrplan nach einer Zugverbindung suchen. Viele Menschen leben jedoch mit der inneren Einstellung, dass das Leben eigentlich nur aus solchen Situationen besteht. Dass jede Minute des Tages eine Aufgabe bereithält, die von einem verlangt, konzentriert, wachsam und verantwortlich zu sein. Dass man es sich irgendwie nicht leisten kann, mal »die Seele baumeln zu lassen«, wie das ein Schriftsteller mal so schön ausgedrückt hat. Dass es irgendwie geradezu verboten sein könnte, das zu tun. »Irgendwie«: Eigentlich würde man es sich ja wünschen, mal für eine Weile »fünfe gerade sein« zu lassen, aber da ist etwas im eigenen Inneren, das das nicht gut zu finden scheint. Diese innere Stimme wird einem mit der Zeit zur Selbstverständlichkeit. Es ist halt so. Was soll man machen? Eigentlich würde man sich gern einmal für eine halbe Stunde hinsetzen und einfach nur in die Bäume gucken, aber sofort stellt sich Zweifel ein: Wäre es nicht besser, sich stattdessen um etwas zu kümmern? Sich über etwas Gedanken zu machen, etwas zu erledigen, was sowieso irgendwann erledigt werden sollte; oder zumindest nach Aufgaben suchen, die erledigt werden könnten? »Immer im Dienst«, hat das mal ein Patient genannt. Viele Menschen schaffen es auf diese Weise, ihr Selbst daran zu hindern, sich regelmäßig zu stabilisieren. Dafür haben sie häufig innere Gründe. Die haben etwas zu tun mit bestimmten Erfahrungen, die sie immer wieder mit Menschen gemacht haben, die wichtig für sie waren und die zu solch wirksamen, aber hinderlichen inneren Überzeugungen geführt haben wie: »Wenn ich etwas Gutes für mich tun will, dann nehmen mir andere das übel.« Oder: »Wenn ich nicht immer für die Wünsche anderer bereit bin, dann werde ich bestraft.« Oder auch: »Gemocht werde ich nur, wenn ich brav und fleißig bin.« Mit solchen hinderlichen Überzeugungen werden Sie sich in einer anderen Gruppe noch näher beschäftigen; manche werden sich vielleicht auch entschließen, in einer ausführlichen Psychotherapie genauer zu untersuchen, wie es in Ihrem Leben zu diesen Überzeugungen gekommen ist. Es ist in Ordnung, sich dafür zu entscheiden, »immer im Dienst« zu sein. Es ist in Ordnung – aber man wird auf diese Weise krank werden, weil das Selbst sich nicht ausreichend stabilisieren kann. Stellen Sie sich ein Herz vor, von dem ohne genügende Erholungspausen ständig Hochleistung gefordert wird, und Sie haben ein einfaches Bild von dem, was aus dem Selbst, diesem Kern Ihrer Persönlichkeit, werden könnte. Hier geht es darum, deutlich zu machen, dass jeder von Ihnen jederzeit für sich die Entscheidung darüber treffen kann, ob es gut wäre für Sie, Ihr Selbst zu stabilisieren, und ob es gerade der richtige Zeitpunkt und die richtige Umgebung dafür ist. Das können Sie, weil Sie erwachsen sind und Ihre erwachsenen Seiten für diese Entscheidung einsetzen können.

Häufig ist es möglich, die Stabilisierung aufzuschieben. Wir können uns dann zum Beispiel sagen: »Okay, diese Sache mache ich jetzt erst mal zu Ende, und danach nehme ich mir eine Viertelstunde Zeit für mich.« Fortgeschrittene schaffen es auch, acht Stunden lang am Stück erwachsen zu funktionieren, weil sie sich vornehmen können, regelmäßig Feierabend zu machen – und zwar richtig, also nicht, indem sie auch nach Arbeitsende ständig weiter »im Dienst« sind (diesmal nur zu Hause), sondern indem sie in ihr Leben Rituale einbauen. Zum Beispiel: »Wenn ich von der Arbeit nach Hause komme, mache ich mir erst einmal einen Tee, setze mich damit in meinen Lieblingssessel, neben dem immer ein Buch liegt, das ich gerade gerne lese/mein Strickzeug/die Fernbedienung für den CD-Spieler mit einer Musik, die mir gut tut, usw. Und alles, was an Aufgaben noch getan werden könnte, aber noch warten kann, wird warten.« Rituale sind etwas sehr Wichtiges und Gesundes, und wir werden noch öfter darauf zurückkommen.

Nun wieder zu den Hausaufgaben. Wie gesagt: Einmal machen reicht nicht. Deshalb möchte ich, dass Sie sich auch in der nächsten Woche jeden Abend eine Situation des Tages aufschreiben, in der Sie sich in einem angenehmen Zustand der Regression befunden haben. Wenn möglich, führen Sie mindestens einmal am Tag eine solche Situation herbei, wenn sie sich nicht spontan einstellt.

- Die Frage wird wieder aufgegriffen, wie Introjekte positiver Selbstobjekterfahrungen im eigenen Selbst gefunden werden können.
- Das Konzept von Triggern als äußerlichen Hilfsmitteln, die den Zugang zu positiven Introjekten erleichtern können, wird erläutert.
- Eine Liste von Triggern wird erstellt.
- Es wird auf die Gefahr hingewiesen, negative Erfahrungen triggern zu können.

Wenden wir uns jetzt einmal der Frage zu, wie Sie bei sich wohltuende Erfahrungsspuren finden und zur Selbst-Stärkung nutzen können.

Wir müssen nicht darauf warten, bis unser Selbst von sich auf die Idee kommt, uns auf die Spur einer angenehmen Erfahrung zurückzuführen – wir können auch bewusst die Initiative ergreifen. Wir können uns selbst dafür entscheiden, uns zu stabilisieren, indem wir eine angenehme Vorstellung abrufen, die Teil unseres Selbst geworden ist, die wir im wahrsten Sinne des Wortes besitzen.

Manchmal ist es hilfreich, wenn wir die Erinnerung bahnen, zum Beispiel mit einem Foto, einem Gegenstand, einem Duft oder einem Musikstück. Ein Talisman ist meist nichts anderes als Gegenstand, der für uns deswegen so wertvoll ist, weil wir mit ihm den kürzesten Weg zu einer guten, Selbst-stärkenden Erfahrungsspur gehen können. Manche von Ihnen wissen, wovon ich spreche, weil sie diesen Vorgang nur zu gut kennen, leider mit negativem Vorzeichen: ein äußerer Auslöser – egal, ob es ein Gegenstand ist, ein Geruch, etwas, das Sie hören oder sehen, oder eine bestimmte Situation –, ein Auslöser also, der eine Erfahrungsspur in Ihrem Selbst berührt und Sie wieder auf diese Spur führt; allerdings auf eine sehr unangenehme Weise, und sofort ist alles wieder da, was mit dieser Erfahrung an Gefühlen verbunden ist, als wäre es Ihnen gerade passiert. Für beide Sorten von Auslösern – gute wie negative – verwenden wir oft das Fremdwort »Trigger«. Was Sie tun können, wenn Sie es mit einem negativen Trigger zu tun haben, lernen Sie in einer anderen Skills-Gruppe zur Stresstoleranz; wir gehen an dieser Stelle nur kurz darauf ein.

Ich würde gern einmal sammeln, welche Auslöser für gute, Selbst-stärkende Vorstellungen Sie kennen. Bitte antworten Sie aber nur, wenn Ihnen das nicht zu privat ist, denn erst mal geht das ja keinen anderen etwas an, wie und auf welche Weise jemand sein Selbst stabilisiert. Tatsächlich kann man sich kaum etwas vorstellen, was weniger privat wäre. (…)

Ich merke, es fällt Ihnen gar nicht so schwer, bei sich Auslöser für Selbst-stärkende Vorstellungen zu finden. Das ist wichtig, denn nun können Sie überlegen, ob Sie vielleicht noch mehr davon finden. Davon kann man nie genug haben. Dem einen hilft ein Gegenstand, den er bei sich tragen kann, dem anderen ein Foto; manchen gelingt es auch, eine bestimmte Körperbewegung zu machen, und gleich stellt sich das gewünschte Gefühl von Beruhigung ein. Das können übrigens schon Kleinkinder, indem sie den Daumen in den Mund stecken oder nach dem

Ohrläppchen greifen. Andere stellen sich ein ganz bestimmtes Bild vor und stellen fest, dass sich ebenfalls ganz regelmäßig ein angenehmer Zustand einstellt.

Unterrichtseinheit III

> Auch durch Idealisierung bilden sich im Selbst Introjekte. Idealisiert werden Objekte und deren subjektiv erlebte Wirksamkeit auf einen selbst, aber auch deren Ideologien. Beides kann als Introjekt (Ideal) Teil des eigenen Selbst werden. Derartige Ideale sind nicht nur stabilisierend, sondern fördern außerdem die Entwicklung der Persönlichkeit.
>
> - Die Idealisierung als normale lebenslange Funktion des Selbst zur eigenen Entwicklung und Stabilisierung wird beschrieben, und zwar anhand von alltäglichen Beispielen.
> - Es wird darauf eingegangen, dass auch mit der Funktion der Idealisierung intrapersonale und interpersonale Konflikte verbunden sein können.
> - Die mit der Idealisierung verbundene Herausbildung von Ideologien wird in ihrem Nutzen für die Stabilität des Selbst wie auch in ihrer Einschränkung von Ich-Funktionen betrachtet.

Ich möchte nun noch auf eine weitere Möglichkeit zu sprechen kommen, in sich ein wohltuendes Gefühl von Ruhe und Sicherheit zu erzeugen, das viele von Ihnen sicherlich auch kennen. Denken Sie einmal zurück. Gab es da – ganz früher – nicht einmal diesen Schauspieler, den Sie in einem bestimmten Film gesehen hatten und der in dieser Rolle so souverän und sicher, so ehrlich zu sich selbst und den anderen, so gerecht und hilfsbereit gewesen war? Und jedes Mal, wenn Sie an den dachten, war da in Ihnen für eine Weile dieses angenehme Gefühl – nein, ich meine jetzt nicht Verliebtheit, obwohl, klar, gut sah er auch aus. Nein, dieses Gefühl, zu dem vielleicht der Gedanke passt: »Solch einen Menschen hätte ich gern ständig bei mir – das würde mir gut tun.« Oder: »Wenn ich selber so wäre wie der, dann würde ich mich sicherer fühlen in meiner Welt.« Oder war es die Klassenkameradin, die nicht nur klug, sondern auch selbstsicher war, sich von den anderen nichts gefallen ließ und geachtet wurde und sich auch bei den Lehrern stark machte, wenn sie etwas ungerecht fand? »Toll, dass es so was gibt, und so wäre ich auch gern.« Wie man das, was Sie da gemacht haben, psychologisch nennt, wissen Sie natürlich: Sie haben »idealisiert«. Die Fähigkeit zu idealisieren ist nichts Peinliches, sondern – im Gegenteil – etwas sehr Wichtiges und Gesundes. Es dient uns zur Selbst-Stärkung – das haben Sie ja damals gemerkt. Und außerdem brauchen wir Ideale, um uns entwickeln zu können: Dieser Gedanke (»So möchte ich auch sein«) kann der Anfang dafür sein, das eigene Verhalten so zu ändern, dass Sie Ihrem Ideal ähnlicher werden.

Die Fähigkeit zum Idealisieren behalten wir unser Leben lang, und das ist auch gut so. Denn wir kommen immer wieder in Lebenslagen, in denen wir etwas von

Menschen erfahren, die etwas tun oder sagen, das uns in diesem Moment das Gefühl von Sicherheit oder Stärke gibt. Dafür können wir sie idealisieren, und auf diese Weise entsteht in unserem Selbst wieder eine dieser Erfahrungsspuren, von denen wir hier die ganze Zeit reden. Wenn wir dann an diese Menschen denken, stellt sich meist das angenehme Gefühl wieder ein, und oft gibt uns diese Erfahrungsspur eine Idee davon, in welche Richtung wir unser Verhalten ändern könnten.

Ich möchte Sie aber auf einige Gefahren hinweisen, in die Sie beim Idealisieren geraten können:

- Die erste ist das Gefühl: »Ich werde es ja doch niemals schaffen, so zu werden wie …«
- Die zweite hängt mit der ersten zusammen: Neid und Abwertung. »Wenn ich selber schon nicht so sein kann wie …, soll der andere für mein Leben gar keine Bedeutung haben, und ich werde ihn bekämpfen.«

Beide Reaktionen haben damit zu tun, dass uns beim Idealisieren Wunsch und Realität zusammenrutschen. Das gehört zum Idealisieren, und das ist auch der Grund, warum viele glauben möchten, mit dem Idealisieren hätten sie abgeschlossen, als sie die letzten Fotos aus der BRAVO von ihrer Zimmerwand genommen haben. (Naja, vielleicht, als sie verliebt waren, noch mal – aber da darf man das ja.) Das ist ein Denkfehler: Wir idealisieren ein Leben lang und tun gut daran, den Gedanken, wie wir gerne wären, als etwas zu nehmen, das man sich gern vorstellt, das man aber dadurch noch nicht geworden ist. Manche Menschen wissen von sich, dass ihnen genau das schwer fällt, dass es sie immer wieder quält, wenn sie an etwas denken, das sie idealisieren, weil sie sich den Unterschied zwischen der Idealvorstellung und ihrer Realität übel nehmen. Das kann Gründe haben, auf die wir hier nicht näher eingehen können, die aber vielleicht Thema einer weiterführenden Psychotherapie sein könnten. Für sie ist dieser Skill – das Vorstellen von idealisierten Menschen – ein schädlicher Skill.

Eine weitere Gefahr des Idealisierens liegt darin begründet, dass das Idealisieren eine Fähigkeit zu sein scheint, mit der wir bereits auf die Welt kommen. Ein kleines Kind macht zunächst wenig Unterschiede. Es entscheidet nach seinem Gefühl: Ist das Gefühl gut, ist auch dieser andere Mensch für einen selbst gut. Es kann sich noch keine Vorstellungen von den Absichten und Gründen machen, warum ein anderer Mensch sich so verhält, wie er es tut. Da ist es wichtig, wenn andere Erwachsene – die Eltern oder Großeltern – Verantwortung übernehmen und steuernd eingreifen können. Auch wenn wir größer werden, schert sich unser Idealisieren erst einmal wenig um die Moral. Selbst als 14-Jährige stellen wir uns vielleicht noch vor, dass dieser Schauspieler auch als realer Mensch so gut und selbstlos ist wie in dem Film, und vermeiden es gerne, das Nachdenken einzuschalten, was dazu führen könnte, dass wir erkennen, dass der Schauspieler in dem Film so war, weil das so im Drehbuch stand.

Und wenn wir vom Idealisieren sprechen, wie es Erwachsene betreiben, müssen wir auch von »Ideologien« reden. Ideologien sind keine Personen, sondern

Gedankengebäude, die idealisiert werden. Wenn wir anfangen, darüber nachzudenken, werden wir schnell feststellen, dass jeder hier in diesem Raum bestimmte Überzeugungen hegt darüber, »was die Welt im Innersten zusammenhält«, wie Goethe das einmal formuliert hat. (Übrigens auch so einer, der sich für viele Menschen gut zum Idealisieren eignet.) Solche Überzeugungen, also Ideologien, sind sehr hilfreich: Meistens liefern sie einfache, in sich geschlossene Erklärungen für sehr komplizierte Zusammenhänge. Es ist ein beunruhigendes Gefühl, wenn man feststellt, dass man sich etwas nicht erklären kann, das einen sehr beschäftigt, und es beruhigt uns, wenn wir eine Erklärung dafür finden. Auch das wissen schon Kinder: Es tut gut, wenn man morgens Bauchweh hat und jemand einem sagt, dass das sicher damit zusammenhängt, dass man noch nichts gefrühstückt hat. Genau genommen ist diese Erklärung nichts weiter als eine Behauptung, aber weil sie uns beruhigt, machen wir sie zu einem Teil unserer Vorstellung davon, wie wir selbst und die Welt funktionieren. Dass es vielleicht auch noch andere Gründe für Bauchschmerzen geben kann, erfahren wir erst später, und manchmal wünschen wir uns dann, diese erste Erklärung von damals würde immer noch für alle Arten von Bauchschmerzen gelten.

Wenn wir größer werden, brauchen wir beruhigende Erklärungen für kompliziertere Erfahrungen, die uns beunruhigen oder unzufrieden machen. Zum Beispiel dafür, dass man arbeiten möchte, aber keine Arbeit findet – oder dafür, dass man viel arbeitet, aber wenig Geld dafür bekommt, während andere, die auch nicht mehr arbeiten, viel reicher sind. Solche und ähnliche Erfahrungen schwächen unser Selbst, was dazu führen kann, dass wir mit der Zeit immer unzufriedener und angespannter werden. Wir sind dann dankbar für gut klingende Erklärungen, warum das mit der Verteilung der Arbeit und des Reichtums so ist und nicht anders. Nicht, dass sich dadurch an unserer tatsächlichen Lage etwas ändert. Aber diese Erklärungen, die man von Politikern oder so genannten Fachleuten erzählt bekommt oder von denen man lesen kann, sind einfach und überzeugend, und genau deswegen haben sie etwas Beruhigendes. Das sind Ideologien. Sie liefern unserem Selbst Beruhigung und das Gefühl von Stabilität, wenn unser Selbst von einer schwierigen und beunruhigenden Realität geschwächt wird. Und das ist ja etwas Alltägliches: nicht nur, dass im Privaten immer wieder vieles in Bewegung gerät; auch gesellschaftlich bleibt so wenig, wie es war – Unsicherheit an allen Ecken und Enden. Ideologien tun da wohl, sie bringen das Gefühl von Ordnung ins Chaos.

Sie haben sicher verstanden, warum ich Ihnen dies alles erzähle: Unsere Fähigkeit zu idealisieren ist eine Fähigkeit, die wir bewusst einsetzen können, um mittelfristig etwas zu tun, das unser Selbst stärkt. Wie soll das gehen? Viele Menschen idealisieren andere Menschen dafür, dass die eine Meinung vertreten oder etwas Bestimmtes tun, das sie selbst gut und richtig, gerecht oder wichtig finden. Weil es zum Beispiel mit sozialer Gerechtigkeit zu tun hat oder mit dem Schutz der Umwelt, mit dem Interesse von Benachteiligten – oder weil es Bedürftigen hilft. Diese Menschen entscheiden sich häufig, selbst auch aktiv zu werden in eine Richtung, in der sie ein Ziel sehen, das sie wichtig finden. Oft stellen sie fest, dass sie allein nicht viel vermögen, und schließen sich dann anderen an, die schon in dieser Richtung unterwegs sind. Solche Organisationen gibt es ja viele, in denen Menschen zusammen versuchen, ein Ziel zu erreichen, das sie wichtig finden: Das reicht von der katholischen Ehrenamtlichkeit bis zur autonomen Antifa. Und durch ihr Engagement können sie sich wirksam fühlen – und dieses Gefühl ist etwas, das wir zur Aufrechterhaltung unserer seelischen Gesundheit dringend brauchen.

Nebenbei bemerkt mache ich hier nichts anderes: Ich versuche, Ihnen etwas zu erklären, damit Sie hinterher das Gefühl haben: »Jetzt habe ich verstanden, wie das und das bei mir und anderen Menschen funktioniert, und merke, dass mir das gut tut und es mich ein klein wenig sicherer macht.« Dann hätten Sie hier bereits den ersten Schritt des Idealisierens getan. Jetzt kommt es darauf an, zu überprüfen: »Hat der recht mit seiner Ideologie? Wie sehen andere das? Ich kann ja erst mal selber schauen, wie weit ich mit dieser Ideologie komme – vielleicht ist ja ein Teil von dem, was der da sagt, richtig für mich, anderes aber nicht.« Sie können das für sich überprüfen, weil Sie erwachsen sind. Sie können es, aber müssen es nicht. Viele entscheiden sich dafür, auf die Überprüfung zu verzichten, und haben es damit manchmal leichter. Sie bleiben Anhänger einer Ideologie und fühlen sich dadurch sicher. Denn wenn es stimmt, dass alle Juden oder Serben oder Albaner oder Homosexuelle oder Sozialisten oder Kapitalisten oder Benutzer empfängnisverhütender Mittel böse sind, dann weiß man etwas, das sicher ist, und möchte nichts anderes erfahren, das diese beruhigende Sicherheit gefährden könnte. Noch einmal: Ich biete Ihnen hier Möglichkeiten an, wie man bestimmte Dinge sehen könnte. Aber Sie müssen überprüfen, ob diese Sichtweisen hilfreich sind für Sie oder nicht.

Nun zur Hausaufgabe. Bisher haben wir ja ganz bewusst ausschließlich versucht, nur gute innere Zustände kontrolliert und gesteuert herbeizuführen. Wenn Sie relativ sicher sind, dass Ihnen das inzwischen gut gelingt, können wir einen Schritt weitergehen:

Registrieren Sie einfach im Laufe der nächsten Woche einmal, ob es eine oder mehrere Situationen gegeben hat, in denen Sie in einen unangenehmen Zustand hineingeraten sind, in dem Sie sich hilflos, allein oder gedemütigt gefühlt haben oder der aus irgendeinem anderen Grund beunruhigend oder belastend war. Und dann versuchen Sie sich bitte einmal daran zu erinnern, welche von den Fertigkeiten zur Selbst-Stärkung, über die wir in dieser Gruppe bisher gesprochen haben, Sie angewandt haben, um Ihren inneren Zustand zu verändern (s. Arbeitsblatt. 3-2).

Arbeitsblatt 3-2

	Ich befand mich heute in folgendem unangenehmen inneren Zustand:	Um einen angenehmen inneren Zustand bei mir zu bewirken, habe ich dies getan:
Montag		
Dienstag		
Mittwoch		
Donnerstag		
Freitag		
Samstag		
Sonntag		

4 Der Dämon der Angst

Katja W.

Es war einmal ein kleines, einsames Mädchen namens Katja. Katja fürchtete sich sehr vor der Dunkelheit und der Welt im Allgemeinen.

In dieser Welt war es ihr bisher nicht gut ergangen. Wenn die kleine Katja weinte, war niemand da, um sie zu trösten. Ihr einziger Besitz war ein Stofftiger, den sie schon seit ihrer Geburt besaß. Sie hatte ihn Clarence getauft, nach einem Löwen aus einer Geschichte. Damals war sie noch zu klein, um Tiger von Löwen zu unterscheiden.

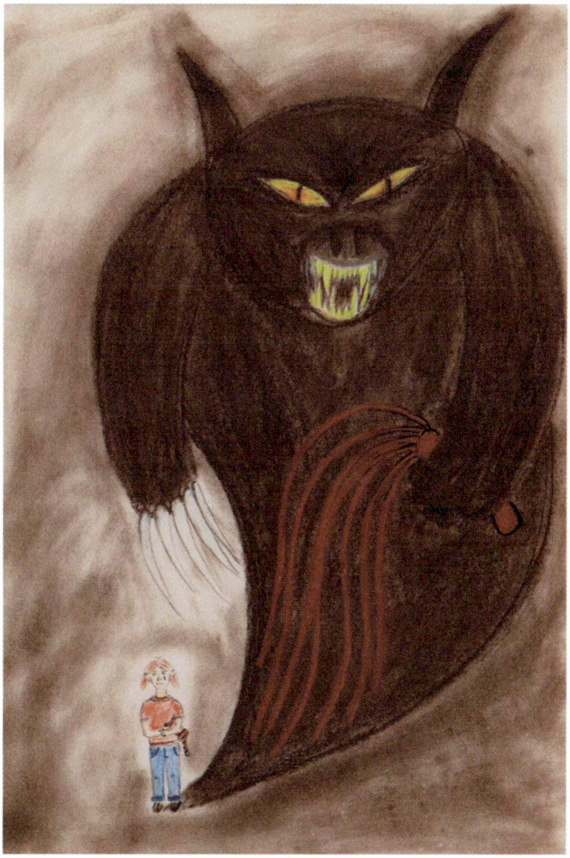

Eines Tages fand sich das Kind in einem dunklen, feuchten Verließ gefangen. Katja hatte keine Ahnung, wie sie dort hingekommen war. Furchtsam blickte sie sich um. Als sich Katjas Augen an die Dunkelheit gewöhnt hatten, konnte sie in einer Ecke des Kerkers einen riesiggroßen Spiegel erkennen.

Sie schritt vorsichtig näher. Zuerst sah sie nur ihr eigenes Spiegelbild: ein kleines Mädchen mit traurigen, grünen Augen, die ängstlich blicken. Doch ihr Schreck war groß, als plötzlich ein unheilvoller Schatten direkt hinter ihr auftauchte. Erstarrt blickte Katja in den Spiegel, während der Schatten größer und größer und größer wurde.

Sie erkannte ein riesiges, grauenhaftes Monster. Mit Hörnern, spitzen Zähnen und bösen, gelben Tieraugen, welche in der Dunkelheit bedrohlich glühten. Die Klauen des Monsters hatten scharfe, lange Krallen. In einer seiner großen Klauen hielt es eine siebenschwänzige, rotglühende Feuerpeitsche.

Katja konnte sich nicht rühren. Ihr war, als sei sie gefesselt. Ihre Arme und Beine waren schwer wie Blei. Ja, selbst atmen konnte sie nicht mehr. Das kleine Herz schlug so schnell in ihrer Brust, es schien, als würde es bald zerspringen.

Das Ungetüm packte sie mit seinen Klauen. Es schleuderte sie durch den Raum, schüttelte sie, peitschte sie aus und zerkratzte ihr die Arme mit seinen Krallen. So sehr das Mädchen auch flehte und weinte, das Monster zeigte kein Erbarmen.

Dann fiel Katja in Ohnmacht.

Als sie wieder erwachte, dachte sie zunächst, alles wäre ein böser Albtraum gewesen. Doch sobald sie sich bewegte, spürte sie Schmerzen im ganzen Körper und sah die blutigen Krallenspuren an ihren Armen. So erkannte Katja, dass es kein Traum gewesen war, und weinte bittere Tränen in ihren Stofftiger.

Da sie immer noch nicht wusste, wie sie überhaupt in diesen dunklen Kerker gekommen war, lebte die kleine Katja fortan in noch größerer Angst als zuvor. Die Kleine fand sich noch oft in dem Verließ wieder und wurde von dem Monster jedes Mal etwas stärker geschlagen und gequält. Katja weinte und weinte und weinte, bis aus ihren Tränen ein See wurde. Von ihren Tränen genährt, wurde dieser See größer und größer und größer. Bald sprossen verschiedene Pflanzen, bunte Blumen und Bäume an seinen Ufern. Singvögel, Enten, Schwäne und anderes Getier siedelten sich dort an und bauten Nester im Schilf und auf den Bäumen am Ufer.

Bald war im ganzen Tierreich bekannt, dass es einen wunderschönen, friedlichen Ort gab, an dem sie ihre Jungen großziehen konnten.

Eines Tages hörte ein großer und weiser Zauberer, der die Sprache der Tiere verstand, von diesem eigenartigen See, der so plötzlich aus dem Nichts entstanden war. Der Zauberer war neugierig. Er machte sich auf, den Ort zu suchen, um dessen Geheimnis zu ergründen. Er sattelte sein geflügeltes Pferd und erhob sich in die Lüfte. Nach einigen Tagen der Suche erreichte er den rätselhaften See.

Der weise Mann war beeindruckt von der Schönheit und dem Frieden des Ortes. Doch er spürte, dank seiner besonderen Fähigkeiten, etwas unendlich Trauriges. Stunden- und tagelang wanderte er an den Ufern umher. Er befragte die Tiere und seine Zauberkugel. Diese zeigte jedoch nur verschwommene Schatten, die der Magier nicht zu deuten wusste. Auch konnte er keinen Zufluss, keine Quelle zum See finden, was ihm seltsam erschien.

Eines Abends vermeinte der Zauberer ein leises, sehr zartes und jämmerliches Schluchzen zu hören. Er folgte dem Geräusch. Er war sehr erstaunt, als er ganz versteckt – beinahe wäre er vorbeigegangen – ein kleines, zerschundenes, weinendes Mädchen fand, dessen Tränen nur so in den See kullerten.

Einen lumpigen Stofftiger hielt es umklammert, und es war zu versunken, um ihn zu bemerken. Leise und vorsichtig sprach er das Kind an. Es zuckte erschreckt zusammen und klammerte sich noch fester an sein Kuscheltier.

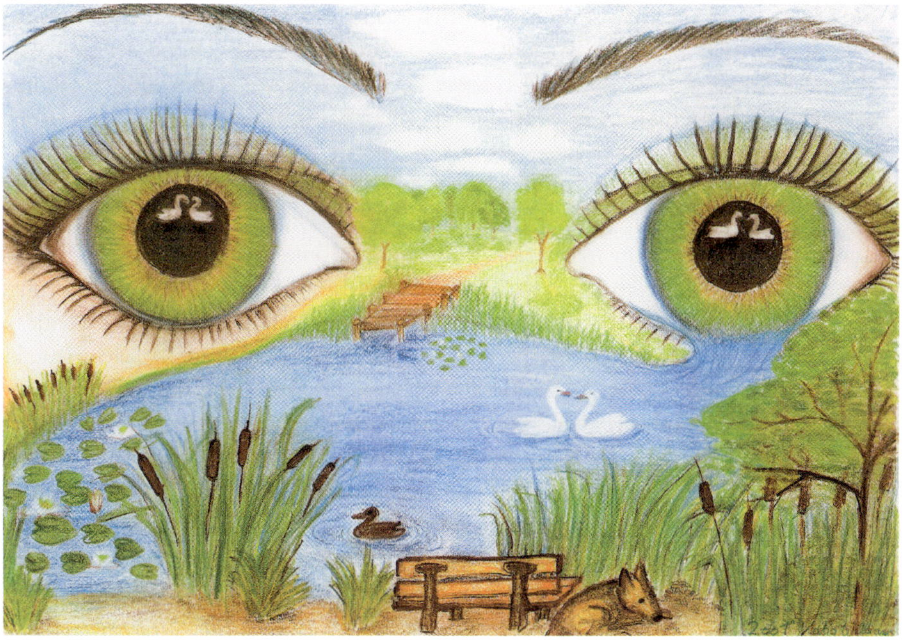

»Hab keine Angst, ich tu dir nichts«, sagte der Weise ruhig. Als das Mädchen in die freundlichen, sanften Augen des Zauberers blickte, unterdrückte es seinen Impuls zu fliehen.

»Wie heißt du denn?«, fragte er.

»Katja«, piepste das Mädchen ganz schwach und heiser, schon lange hatte sie mit niemandem mehr gesprochen.

»Warum weinst du denn so fürchterlich?«

Zunächst zögerte sie, schließlich kannte Katja diesen Mann mit dem langen weißen Bart und dem eigenartigen Gewand nicht. Aber noch nie hatte jemand sie so wohlwollend und mitfühlend angesehen. Also überwand die Kleine ihre Scheu und erzählte dem Magier stockend, mit ungeübter Stimme ihre Geschichte. Voller Verständnis nahm der weise Mann das weinende Kind in die Arme und trocknete die Tränen. Er legte Katja eine wärmende Decke um die Schultern, da er bemerkte, dass sie vor Kälte zitterte.

Der Zauberer sprach: »Das ist eine ernste Sache, mit deinem Monster. Ich glaube, es handelt sich dabei um den Dämon der Angst. Der ist sehr bösartig und schwer zu besiegen. Aber es ist nicht unmöglich! Doch bevor wir überlegen, wie man ihn bezwingen kann, musst du zunächst zu Kräften kommen!«

So kam es, dass der Magier die kleine Katja zu seinem Lager am Ufer des Tränensees brachte. Er gab ihr Essen, verband ihre Wunden, die er mit einer verzauberten Heilsalbe bestrich, und braute aus geheimen Kräutern einen Krafttrunk, der nicht besonders gut schmeckte.

»So, nun musst du schlafen, Katja. Du brauchst dich nicht zu fürchten, denn der Pegasus wird über dich wachen«, sprach er.

So schlief das Kind, angekuschelt an den Pegasus und mit seinem Stofftier im Arm, erschöpft ein.

Katja schlief drei Tage und drei Nächte lang. Der weise Mann blieb die ganze Zeit wach. Er wälzte in seinem großen magischen Buch, murmelte Zaubersprüche und befragte wieder und wieder seine Kugel. Als am dritten Tag der Morgen dämmerte, hatte er die Lösung gefunden.

Als ihre Nase von der Sonne gekitzelt wurde, erwachte Katja. Der Zauberer hatte bereits eine leckere, nahrhafte Mahlzeit und einen anderen Kräutertrunk zubereitet, den er ihr reichte, als sie sich rührte. Katja fühlte sich bereits viel besser, seit langer Zeit hatte sie das erste Mal ruhig und ohne Albträume geschlafen. Ihre Wunden waren durch die Salbe verheilt. Nach einem ausgiebigen Frühstück, das der Magier und das kleine Mädchen schweigend genossen, während sie dem Gesang der Vögel lauschten und den See betrachteten, sprach der Weise: »Den Dämon der Angst kannst du besiegen, doch dazu musst du sehr mutig sein.«

»Aber ich bin doch so klein und schwach, und das Monster ist so groß und stark. Das nächste Mal wird es mich bestimmt töten. Kannst du nicht mit mir kommen und mir helfen?«, flehte Katja.

»Ich würde es tun, wenn ich könnte. Dämonen der Angst und Naturzauberer wie ich können sich nicht zur gleichen Zeit am gleichen Ort aufhalten. Außerdem kann dieser Dämon nur von dir allein besiegt werden. Ich werde dir nur sagen können, wie du es schaffen kannst. Willst du es versuchen?«

Katja musste schlucken, die Stimme versagte ihr, doch sie nickte tapfer. Der Zauberer lächelte sie an.

»Drei Dinge werde ich dir mitgeben: zunächst einen magischen Ring. Drehst du ihn drei Mal, wird dein Stofftiger lebendig und kann dir helfen.«

»Mein Clarence wird lebendig?«, unterbrach Katja ihn ungläubig.

»Vertraue mir, wenn du Clarence brauchst, wird er groß und lebendig«, erwiderte der weise Mann.

»Vielleicht kann Clarence ja den Dämon besiegen«, hoffte Katja. »Tiger sind doch stark und haben Krallen und scharfe Zähne.«

»Wie gesagt, niemand außer dir kann dein Monster bezwingen, denn es lebt und ernährt sich nur von deiner Angst, doch der Tiger wird an deiner Seite stehen.«

Enttäuscht senkte Katja den Kopf.

Aufmunternd schaute der Zauberer sie an und sprach: »Hab Mut, Kleines, du wirst es schaffen. Clarence ist bei dir, du bist nicht allein.«

Als Zweites erhielt sie eine mit mystischen Runen bemalte Flasche, die mit einem dicken Korken bestückt war.

Zuletzt überreichte ihr der Magier ein Pergament mit einem Zauberspruch, den sie sich aufmerksam durchlas. Mehrmals erklärte der Weise ihr geduldig, was sie zu tun hätte.

Er schaute ihr in die Augen: »So, jetzt schicke ich dich zu deinem Monster!«

Da jammerte Katja und fing an zu schluchzen.

Liebevoll nahm der Zauberer das Kind in den Arm. Er wiegte es so lange hin und her, bis dessen Tränen versiegten. Als Katja sich beruhigt hatte, drückte er ihr den Stofftiger in den Arm und versicherte: »Ich werde am Ufer des Tränensees auf dich warten. Ich glaube ganz fest, dass du den Angstdämon bezwingen wirst. Schließlich hast du es geschafft, diesen schönen Ort mit deinen Tränen zu erschaffen.«

Er gab ihr einen väterlichen Kuss auf die Stirn, brummte einen Zauberspruch, und nur einen Lidschlag später stand Katja im Verließ vor dem Spiegel. Sie hielt Clarence fest im Arm.

Ihr Herz raste, und sie hatte einen dicken Kloß im Hals. Bevor sie nachdenken konnte, tauchte der unheilvolle Schatten im Spiegel auf.

Was hatte der Zauberer gesagt? Umdrehen müsse sie sich, dem Dämon in die Augen blicken und dann mit fester Stimme die Zauberformel aufsagen? Aber, oje, die Beine gehorchten ihr nicht, ihre Knie schlotterten, und sie zitterte am ganzen Leib.

Näher und näher kam das Monster und brüllte sie mit seiner schrecklichen Stimme an. Katja erstarrte vor Angst und dachte, nun müsse sie sterben. Den glühenden, fauligen Atem des Monsters fühlte sie in ihrem Nacken und hörte das Pfeifen seiner schaurigen Feuerpeitsche. Ein Gedanke: der Ring!

Sie drehte ihn drei Mal, und – schwupps – aus dem schäbigen Stofftier wurde ein riesiger, wunderschöner und geschmeidiger Tiger mit scharfen Krallen und spitzen Zähnen. Sofort sprang Clarence den Dämon an und biss diesem so fest in die Pranke, dass der die Peitsche fallen lassen musste. Nun löste Katja sich aus der Erstarrung, drehte sich zum Dämon um, entrollte das Pergament, starrte ihm in die Augen und rief:

Weiche von mir, Dämon
Schweige still
Denn du bist nicht real!

Weiche von mir, Angst
Weil ich es will
Denn du bist mir egal!

Weiche von mir, böser Geist
Und werde schnell ganz klein
Denn wie du siehst
Ich bin nicht mehr allein!

Weiche von mir, blödes Monster
Nun bist du so klein
Dass du passt genau
In diese Zauberflasche rein!

Katja öffnete die magische Flasche, und – hastenichgesehen – der Dämon schrumpfte zusammen und wurde in einem wilden Wirbel hineingezogen. Ganz fest verkorkte sie die Flasche.

Dann fiel Katja in Ohnmacht.

Als sie erwachte, lag sie am Ufer des Tränensees, ihren Kopf im Schoß des weisen Mannes, der ihr sanft das Haar streichelte. Clarence war wieder ein Stofftier und lag faul auf ihrem Bauch. Er schien zu schnurren!

»Hab ich es denn geschafft?«, flüsterte Katja und blickte den Mann an.

»Schau mal, was du in der rechten Hand hältst«, erwiderte der Zauberer. Da erst bemerkte Katja die Zauberflasche, die sie fest umklammert hielt. Darin, ganz winzig klein, man konnte ihn kaum noch erkennen, saß der Dämon und schimpfte lautlos, linkisch mit seiner Feuerpeitsche umherfuchtelnd.

»Bleibt nur noch eines zu tun«, meinte der Magier.

»Was denn?«, fragte Katja.

»Du musst die Flasche mit dem Dämon in den Tränensee schmeißen!«

Gesagt, getan.

Der Magier sprach noch einen schnellen Bannzauber, damit sich der Korken niemals lösen würde. Dann warf Katja die Flasche an der tiefsten Stelle des Sees ins Wasser, wo sie sofort – wie ein Stein – versank.

Katja weinte wieder. Aber dieses Mal waren es Tränen voll Freude und der Erleichterung. Sie fielen auf den Boden, wo sogleich bunte Blumen erblühten. Katja fühlte sich auffallend leicht. Zum ersten Mal in ihrem Leben hatte sie überhaupt keine Angst mehr.

Das Mädchen und der Zauberer ließen es sich den Rest des Tages richtig gut ergehen. Sie sangen und tanzten ausgelassen, machten lange Spaziergänge am Ufer, erzählten sich Geschichten, ließen ihre Beine im Wasser baumeln und fütterten Enten.

Am Abend machten sie ein Lagerfeuer, bereiteten sich ein wahres Festmahl und guckten hinauf in die Sterne, bis sie beide in einen tiefen und friedlichen Schlaf fielen.

Am Tag darauf war die Zeit für den Abschied gekommen. Katja durfte den Ring behalten, mit dem sie Clarence lebendig machen konnte. Der Zauberer und das Mädchen umarmten sich ein letztes Mal. Sie verabredeten, sich jedes Jahr um diese Zeit am Ufer dieses Sees zu treffen, um die Bezwingung des Angstdämons zu feiern und um sich gegenseitig ihre Abenteuer zu erzählen.

Der Zauberer stieg auf sein geflügeltes Pferd, winkte, zwinkerte Katja noch einmal zu und flog mit seinem Pegasus davon. Sie schaute ihm nach, bis er in den Wolken verschwand. Dann warf Katja einen letzten, nachdenklichen Blick auf den See und ging mit ihrem Tiger hinaus in die große, weite Welt.

Ende gut, alles gut.

Sachverzeichnis

A

Abhängigkeitsverhältnisse 77
Ablenkung 95
Abneigung gegen sich selbst 78
Abspeisen, materielles 88
Abwertung 130
Achtsamkeit
- innere 63, 112, 117
- soziale 114
Achtsamkeitstraining, -übungen 56 ff., 60, 65 ff., 71 f., 78 f., 84 f.
Adoleszenz des Inneren Kindes 47
Affektbrücke 70
Aktive Imagination 11 f., 16 f., 24 f., 30 f.
Akzeptanz von Regression 117
Albtraum 136, 138
Amplifikation 22
Analytische Kunst-Psychotherapie 11
Analytische Psychologie 7 ff.
- immanente Familiengestalt 15
- Innere Kindheit 17 ff.
- Inneres Kind 9 ff.
- kollektive Mythen 9
- Komplexfelder 15
- Seelenführer 15
- Symbol »Kind« 26
- Traummotiv »Kind« 21 f.
Anerkennung 87, 103
Angst 91, 135 ff.
- Inneres Kind 65
- Symbol »Kind« 18
Anleitungen zum Glücklichsein 2
Arbeit an den Inneren Eltern 78
Arbeit auf der »inneren Bühne« 96
Arbeit mit dem Inneren Kind 5, 7 ff., 23, 65, 74, 89, 100
- Analytische Psychologie 27 f.
- regressive Zustände 38
- Skills-Training 61 ff.
- stabiles erwachsenes Ich 91
- Trauma-Exposition 93 ff., 100
- Vernetzung der Aspekte 43 f.
Arbeit mit Inneren Jugendlichen 89
Arbeit mit regressiven Zuständen 90
Archetyp(en), archetypische Schichten der Psyche 10, 12 ff., 21
- des Kindes 17 f.
Auflösung traditioneller Strukturen 111
Aufrechterhaltung psychischer Gesundheit 113
Ausdrucksformen
- symbolische 10
- unbewussten Geschehens 12
Ausdrucksraum, symbolischer 39
Ausgeliefertsein des Kindes 19, 47
Auslösereiz s. Trigger
Automatismen 73

B

Bedeutung der Ahnen 14
Bedrohungen für das Selbst 126
Begegnungen mit dem Inneren Kind 2
Begleitendes Malen 40 f.

Behandlungsvertrag
– Dialektisch-behaviorale Therapie 53
Beißhemmung 75
Bemutterungsverhalten 75
Beruhigung 1, 131
Beschämung 71
Bestätigung 87
Beziehung
– hilfreiche 116
– zu sich und zu anderen 27
Beziehungserfahrungen, frühe destruktive 8
Beziehungsfunktion
– symbolische Personifizierung 19
Beziehungsgefühle, starke 39
Beziehungsgestaltung, konstruktive 8
Beziehungslosigkeit 35
Beziehungsmuster
– destruktive 8
– inneres 9
Beziehungsraum, entwicklungsfördernder 31
Beziehungsstörungen 32
Beziehungsstrukturen, frühe 9
Beziehungsthemen, ängstigende 9
Beziehungswünsche, unbewusste 8
Bloßstellen 71
Borderline-Persönlichkeitsstörung (BPS) 51, 54, 114
– Pathogenese 52 f.

C

Chaos der Gefühle 59
»Cheerleading« 51
Coping 51

D

Dämon der Angst 135 ff., 139
– Bezwingung 140
Demütigung 84
– Kind 71
Dialektisch-behaviorale Therapie (DBT) 51 ff., 114
– ambulante 57
– Behandlungsstruktur 54 ff.
– Einzeltherapie 54
– Grundannahmen 53
– sekundäre Ziele 55
– stationäre 56
– Supervision 55
– Telefonberatung 55
– Therapiephasen 54
– Umgang mit selbstverletzendem Verhalten 56 f.
Dialog
– konstruktiver innerer (und äußerer) 8
– mit dem Inneren Kind 30 f.
– mit den inneren Gestalten 16, 25
Dissoziation, therapeutische 33
Dissoziative Identitätsstörung 82, 102
Drogen, illegale 70

E

Ego-States 66
Eigenbehandlung, psychologische 4
Eigeninitiative 4
Eigenverantwortlichkeit (s. auch Selbstverantwortung) 78, 99, 113
Einflüsse, familiäre 14
Einsamkeit 85
– Kind 70, 104
Eltern, ideale 91
Emotionen s. Gefühle
Emotionswahrnehmung 59
Engagement 132
Entdifferenzierung, regressive 113
– kontrollierte 117
Entfremdung, krank machende 115
Entspannung, wohltuende 121
Entwicklung des Selbst s. Selbst-Entwicklung
Entwicklungsförderung
– Dialektisch-behaviorale Therapie 52

Entwicklungsphasen des Selbst 38
Entwicklungspsychologie 61
Erbarmen 75
Erfahrung 120
– regressive 116
– wohltuende 111
Erfahrungsraum, -räume
– des Inneren Kindes 38
– kindlicher 28, 43 f.
Erfahrungsspuren 120 f., 123, 125
– selbst-stärkende, wohltuende 121, 128
Erinnerungen 128
– Bewältigung der Gegenwart 81
– lebensgeschichtliche 21
Erklärungen, beruhigende 131
Erziehung von Kindern s. Kindererziehung
Ess-Störungen 70

F

Familie, ideale heile 86
Familienmythen 14
Fantasiegestalten 16
Fantasien 126
Fertigkeiten, zwischenmenschliche 58, 60
Fertigkeiten-Training s. Skills-Training
Flashbacks 61, 70, 82, 94 f., 99
Flucht vor Verantwortung 101
Förderung innerer Stabilität 4
Freuds Instanzenmodell 2
Furchtsystem 75 f.
Fürsorge, -lichkeit 34
– für das Innere Kind 22, 27, 46, 96

G

Geborgenheit des Kindes 47 f.
Gedächtnis
– episodisches 72 f., 119
– prozedurales 73, 119
Geduld 87
Gefühle 63
– Inneres Kind 38, 43
– Umgang damit 59 f., 63
Gefühlsprotokoll 105
Gelassenheit 87
Gemeinsam-spielen-Können 44
Genuss 109
Gestaltungstherapie 117
Gestaltungen von Patienten 41
Gesundheit, seelische 110
Grenzsetzungen 87 f.

H

Handeln
– gemeinsames therapeutisches 41
– kindliches 38
– spielerisches 39
Handlungen, selbst-stärkende 125
Handlungsabläufe, automatisierte 73
Handlungsantrieb 122, 125
Handlungsdialoge, nonverbale 8
Handlungsfähigkeit, erwachsene 44
Handlungsraum, -räume 39 f.
– der Seele 16 f.
Hedonismus 108 f.
Helferwesen (s. auch Innere Helfer) 91
Hermaphrodit(ismus) 17, 19
Hilflosigkeit 85
– Kind 69 f.
– Patient 45, 69 f., 73 ff., 84
Hilfsbedürftigkeit 76 f.
Hingabefähigkeit, kindliche 44
Hochstressbereich, -situationen 58, 70
Hochstress-Skills 58
Hohn 75

I

Ich 13
Ich-Dissoziation, -Spaltung, therapeutische 12, 31
Ich-Rest, reflektierender 38

Ideal 110, 129
Idealisieren, -rung 110, 115, 129 ff.
– Gefahren 130
– Lifestyle-Entwürfe 112
Ideologien 129, 130 ff.
Imaginationen 7, 11 f., 18, 23 f., 26, 29, 33 ff., 94
– Wirklichkeitscharakter 24
Individuationsprozess nach C. G. Jung 14 f.
Infantilisierung 105
Innere Elternschaft 45 f.
Innere Frau 19
Innere Gestalten (s. auch Fantasiegestalten) 15, 19, 24
Innere Helfer 82, 93 f.
Innere Kindheit 9
– Entwicklungslinien 17 ff.
– stabilisierende und destabilisierende Züge 47
Innere Säuglinge 62
Innere Zustände 122 f.
– angenehme 119, 123
– unangenehme 132
Innere(r) Jugendliche(r) 70, 102
Innere-Kind-Anteile 3, 36, 102 f.
Innere-Kind-Arbeit s. Arbeit mit dem Inneren Kind
Innere-Kind-Übungen 32, 47
Innere-Kind-Zustände 9
– angenehme 66, 68
– altersgerechte Skills 61
– unerfreuliche, unerwünschte, ungute 69, 81, 84 f.
– unerträgliche 70
– unterschiedliche bei einer Person 66
Innerer Mann 19
Inneres Bild 17
– eigenes Kindsein 9
– Eltern 9
– männlich, weiblich, kindlich 18
– seelische und persönliche Ganzheit 25
Inneres Gegenüber 19
Inneres Kind
– abgelehntes 86
– Adoleszenz und Erwachsensein 47 f.
– aktiver Dialog 31
– Ambivalenz 48
– Analytische Psychologie nach C. G. Jung 9 ff.
– Angst 65
– assoziierter Zugang 29, 37 ff.
– Ausgeliefertsein 47
– bedrohtes (Falldarstellung) 33
– bedrohtes und verwundetes 45
– Bedürfnisse und Möglichkeiten 45
– Beziehung zu eigenen Kindern 46
– Beziehungsgestalten des Unbewussten 14
– Beziehungsraum 20
–– entwicklungsfördernder 31
– Bild, Metapher, Symbol 66
– böse Orte 47
– Definitionen 3, 66 f.
– dissoziierter Zugang 29 ff.
– elterliche Position 19
– Entstehung des Terminus 23
– Erfahrungsraum, -räume 29 f., 38
– Erlebnisbereich, - perspektive, -raum 25, 29
– fürsorgliche Haltung 22, 46
– Geburt, Zeugung 22
– Gefühle 38, 43
– gesellschaftliche Funktion 3 f.
– Gestaltungen von Patienten 41
– handelndes 39
– Handlungsräume 39
– Identifikation 37 f.
–– zu starke 45
– Imagination und Traumarbeit 18, 29 ff.
– integrativer Zugang 29 f., 43 ff.
– Internet 2
– Konzept 1
– krankes 44
– kreatives Handeln 28, 39

– Mythologeme (C. G. Jung) 17
– Nutzbarmachung 7
– Ohnmacht 47
– persönlicher Bezug 80
– psychische Existenz a priori 17
– Selbst-Konzept 26
– Skills-Training 60 ff.
– spielerisches Tun 28
– Träume 20
– verlassenes 46
– verletztes, gekränktes, einsames, trauriges 84
– vernachlässigtes, abgelehntes 86
– Versorgung 93, 94 ff.
– zwischen 0 und 2 Jahren 62
– zwischen 2 und 5 Jahren 62
– zwischen 6 und 10 Jahren 62
Inneres kleines Mädchen 100
Integration in das Alltagsleben 24
Intellektualisierung 32
Interpretations- und Deutungsraum 10
Introjekt 109, 118 f., 121, 128 f.
Intrusionen 70, 82, 119

J

Jugendliche 63, 88 f.
– Verfügbarkeit der Eltern 89
– Widersprüchlichkeit 88

K

Katathym-Imaginative Psychotherapie (KIP) 11, 30
Kegans Phasen der Selbst-Entwicklung 61
Kern-Selbst 25, 41 f.
Kind
– äußeres 19, 45 f.
– göttliches 15 ff., 20, 26
– Inneres s. Inneres Kind
– von Mord bedrohtes 47 f.
Kinderbilder, -zeichnungen 41 f.
Kindererziehung 85, 89
Kinderkassette 83
Kindersendungen 83
Kinderwunsch 45 f.
Kindheit
– gute, schöne 20, 80 f.
– ungute, unglückliche Erfahrungen 80
Kindheitssituation, biografische 22
Kindheitsszene, schöne 82
Kindlichkeit, kreative 7
Kind-sein-Können 37
Kind-States, -Zustände (s. auch Innere-Kind-Zustände, Inneres Kind) 9, 38, 43, 62
– angenehme 71
– Kinder zwischen 0 und 2 Jahren 62
– Kinder zwischen 2 und 5 Jahren 62
– Kinder zwischen 6 und 10 Jahren 62
Kompensationsmöglichkeiten, psychische 4
Komplex(e) 10, 13, 21, 25
– Definition 15 f.
Komplex-Gestalten 24
Konflikte, seelische 13
Kontakt
– mit dem Inneren Kind 93, 95, 100
– mit sich selbst 7
Kontrolle 117
Körperschmerzen nach Trauma-Exposition 93 f.
Körpertherapie 57, 117
Kränkung des Kindes 71
Kreativität 27, 48
– erwachsene 39
– göttliches Kind 18
Krisenintervention 8
Kritzel-Spiel 40
Kunstgenuss 69

L

Lebensangst 48

M

Machtmissbrauch 105
Mädchen, kleines (s. auch Inneres Kind, Inneres kleines Mädchen) 94, 97 f., 104, 135 ff.
Märkte der Selbstheilung 1 f.
Mensch, idealisierter 130
Missbrauch 52
Misshandlung 52
Misstrauen 92 f., 101
Motivationsanalyse
– Dialektisch-behaviorale Therapie 54
Multiple Persönlichkeit 82
Mütterlichkeit 78
Mutterschaft 46

N

Narzissmus 108 f.
Neid 104, 130

O

Ohnmacht 48, 73 ff., 76 f., 85
– des Kindes 19, 47, 70
Opfer von Regressionen 105
Ort, wunderschöner, friedlicher 136

P

Paniksystem 75 f.
Parasuizidalität 54
Piagets Entwicklungsphasen 61
Posttraumatische Belastungsstörung 8
– komplexe 51
Psychotherapie, traumazentrierte 7, 11
Pubertät 89

R

Radikale Akzeptanz 59, 115
Reaktivität, hohe 52 f.
Reflexion, sprachliche 8
Regression, regressive Zustände 5, 9, 38, 43, 62, 67, 108 f., 112, 117, 125 f.
– adaptive im Dienst des Ich 38, 80
– angenehmer innerer Zustand 123, 127
– Akzeptanz 117
– Definition 70, 122
– gefährliche 81
– gute Gefühle aus der Kindheit 111
– im Dienst der Selbsterhaltung 110
regressive Tendenzen 45
Representated Interactions that have been Generalized (RIGs) 24
Ressource(n) 66, 114
– Entstehung und Nutzen 120
RIGs s. Representated Interactions that have been Generalized
Rituale 73 f., 127
– Selbst-Stärkung 125
Rollenspiel 57

S

Schematherapie 61
Schreiben, automatisches 17
Seelenführer 15, 19
Selbst 13, 120 f., 125 f.
– auftauchendes 25, 38, 41 f.
– automatische Stabilisierung 125 f.
– Bedrohungen 126
– Entwicklung 26, 29, 41 f., 108, 125
– Entwicklungsphasen 38, 42
– inneres Bild der seelischen und persönlichen Ganzheit 25
– interaktives, interaktionelles 25, 38, 42
– mit sich und mit anderen 29
– narratives 25, 38, 42
– reifes 13, 25 f.
– Selbstobjekterfahrungen 119
– stabiles 116
– Stabilisierung, -Stärkung 117, 119 ff., 125, 128, 130

– Stabilisierungs- und Reparaturprogramm 126
– werdendes, sich entwickelndes 13, 25 f., 29, 46
Selbstachtung 62, 76
– Dialektisch-behaviorale Therapie 54
Selbst-Disziplin 117
Selbst-Entwicklung 26, 29, 41 f., 108
Selbsterfahrung 107
Selbstfürsorge, -sorglichkeit 1, 30 f., 34 f., 37, 73 f., 77 f., 99, 113, 116, 119
– Förderung 45
Selbst-Gefühl, angenehmes 126
Selbstheilungsregulation, natürliche 76
Selbst-Konzept
– Inneres Kind 24
Selbstmanagement 118
Selbstobjekt 108 ff. 111
Selbstobjekterfahrungen 108, 111, 114, 116 ff., 119
– wohltuende, positive 112, 121, 128
Selbstpsychologie Kohuts 109 f.
Selbst-Stabilisierung, -Stärkung 117, 128
– Idealisierung 129
– Patientenunterricht 119 ff.
– Rituale 125
Selbstunsicherheit 126
Selbstverantwortung (s. auch Eigenverantwortlichkeit) 4, 77
Selbstverletzung 32, 51, 59, 96, 99
– Dialektisch-behaviorale Therapie 56 f.
Selbstwahrnehmung des Erwachsenen 25
Selbstwertgefühl 77, 110
Selbstwirksamkeit 116
Sensitivität, hohe 52
Sexualität 69
Sinnlosigkeit 48
Skills
– Definition 57, 66 f., 122
– je nach Entwicklungsphase 61
– zwischenmenschliche 60 f.
Skills-Training 53, 57 ff., 91
– Altersstufen 61 ff.
– Erwachsene mit Inneren Kindern 61 ff.
Souveränität 117
Spaltungstendenzen 32
Spannungsfeld zwischen Ich und Selbst 13
Spiegelbild, progressiv therapeutisches 40
Spiegelübertragung 110
Spiel- und Handlungsraum, symbolischer 10
Spiel(en), spielerisches Tun 27 f., 39, 48
Spieltherapie für Erwachsene 40
Spielwarengeschäft 84
Stabilisierungsimpulse des Selbst 125
Stabilisierungsübungen 8, 47
Stress 57 f., 73
Stress-System 75
Stresstoleranz 58 ff., 70
Stresstoleranz-Skills 59, 128
Stresswahrnehmung, subjektive 57
Suche des Menschen nach sich selbst 13
Suizidalität, suizidales Verhalten 53 f.
Symbol 14
Symbol »Kind« (s. auch Inneres Kind) 25, 31
– Angst 18
– Gegensätze 20
– Träger des Selbst 21
Symbolisierungsprozess, heilender 41

T

Therapeut
– empathisch-spiegelndes Objekt 118
– idealisierbares Objekt 118
Todesangst 48
tragische Ereignisse 125 f.

Transaktionsanalyse nach Berne 2 f., 23, 26
Trauma-Exposition
– Arbeit mit dem Inneren Kind 93 ff., 100
Träumerei 126
Traummotiv »Kind« 21 f.
Triebdynamik, sexuelle 10
Trigger 70, 73
– negative 128
– positive Introjekte 128
Trost 87 f., 97 f.
– nach Trauma-Exposition 93

U

Übereifer, therapeutischer 51
Überforderung 69, 97, 126
Übergangsobjekte 39
Übergangsraum 39
Übertragung, idealisierende (s. auch Idealisieren, -rung) 110, 118
Überzeugungen 131
– hinderliche 127

V

Validierung 52, 54
Väterlichkeit 78
Verantwortung, gesellschaftliche 114
Vergewaltigung des Kindes 70
Verhalten, selbstverletzendes s. Selbstverletzung
Verhaltensanalyse (Fragebogen)
– Dialektisch-behaviorale Therapie 56
Verlassenheit 73 f., 85
– Kind 18, 70
Verletzungen des Kindes 70
Versorgung des Inneren Kindes 93, 94 ff.
Versorgungsansprüche, -erwartung, -wunsch des Patienten 114, 116
Verwundbarkeit, innere (s. auch Vulnerabilität, emotionale) 60
Vorstellungen
– selbst-stärkende 128
– von uns selbst 121
Vulnerabilität, emotionale 52

W

Wahrnehmungsschemata 13
Weise(r), alte(r) 19, 136
Weltbild 121
Wertschätzung 88
Widerwillen gegen sich selbst 78
Wirklichkeit
– der Seele 16
– des Spiels 39
Wirksamkeit des kreativen Handelns 12

Z

Zukunftsangst 4, 96

PSYCHE & TRAUMA

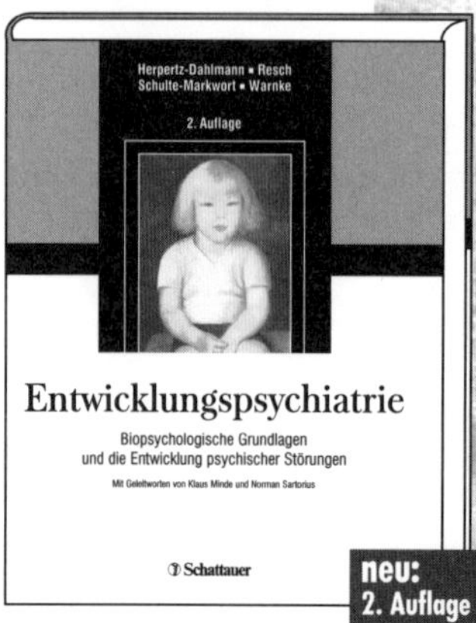

Herpertz-Dahlmann/Resch/Schulte-Markwort/Warnke (Hrsg.)

Entwicklungspsychiatrie

Biopsychologische Grundlagen
und die Entwicklung psychischer Störungen

Die „Entwicklungspsychiatrie" ist zu einem „State of the Art"-Werk der Kinder- und Jugendpsychiatrie geworden. Dieser Erfolg bestätigt das einzigartige Konzept des Buches: Psychische Störungen können nur auf der Basis von fundiertem entwicklungsbiologischem und -psychologischem Grundlagenwissen richtig erkannt und behandelt werden. Aus dieser Erkenntnis heraus setzt das renommierte Herausgeber- und Autorenteam weiter auf seinen bewährten Ansatz: Aus einer multidisziplinären Perspektive werden aktuelle Forschungsergebnisse aus allen Fachbereichen mit der empirisch fundierten integrativen Darstellung psychischer Erkrankungen vereint.

Die 2. Auflage wurde komplett überarbeitet und umfassend erweitert. Hinzugekommen sind u.a. Kapitel über die vorgeburtliche Entwicklung, das Versorgungssystem, die funktionelle Bildgebung und den strafrechtlichen Aspekt in der Psychiatrie. Das Spektrum der klinischen Krankheitsbilder wurde komplettiert.

Die „Entwicklungspsychiatrie" ist nicht nur ein Referenzwerk für alle Kinder- und Jugendpsychiater, sondern bietet einen wertvollen Fundus für jeden Psychiater, Nervenarzt und klinischen Psychologen.

Geleitworte von Klaus Minde
und Norman Sartorius

2., vollst. überarb. u. erw. Aufl. 2007.
1120 Seiten, 215 Abb., 285 Tab., geb.
€ 129,– (D)/€ 132,70 (A)
ISBN 978-3-7945-2358-0

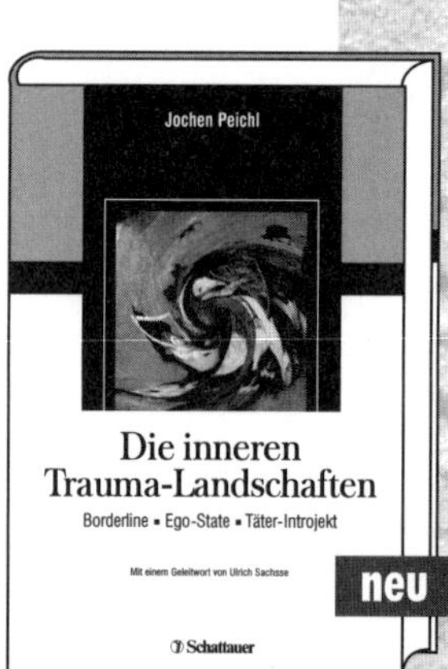

Peichl

Die inneren Trauma-Landschaften

Borderline – Ego-State – Täter-Introjekt

Störungsspezifisches Denken und Handeln in der Therapie von Patienten mit traumabasierten psychischen Erkrankungen haben in den letzten Jahren den Austausch und die gegenseitige Achtung zwischen den Therapieschulen gefördert. Angesichts der Komplexität der Störungen und der über lange Zeit geringen Behandlungserfolge waren Therapeuten gezwungen, über alle ideologischen Schulgrenzen hinweg innovative Wege des Verstehens und der Behandlung zu finden. Befreit von der Last enger Denkschablonen weitet sich der Blick auf eine Landkarte, die in den letzten Jahren über die inneren Trauma-Landschaften unserer meist schwer leidenden Patientinnen und Patienten angelegt wurde.

Dieses Buch ist ein Wegweiser durch die Trauma-Landschaften der Forschung, der Methoden, der Theorien, der Therapien und der Sichtweisen, der den Leser zu verschiedenen „Denk"-Würdigkeiten und Landstrichen im Trauma-Land führt: Trauma und Neurobiologie, die Ursachen der Borderline-Störung, die Ego-State-Therapie von John und Helen Watkins, die Arbeit mit Täter-Opfer-Introjekten, die Polyvagaltheorie von Steven Porges und die fantastische Welt der Spiegelneurone. Eine komplexe Momentaufnahme in einer sich rasant ändernden Wissenswelt zu den wichtigen Menschheitsthemen: Liebe und Bindung, aber auch Trauma und Hass.

Geleitwort von Ulrich Sachsse

2007. 312 Seiten, 18 Abb., 21 Tab., geb.
€ 49,95 (D)/€ 51,40 (A)
ISBN 978-3-7945-2521-8

Schattauer www.schattauer.de

Irrtum und Preisänderungen vorbehalten